Descomplicando a Patologia:

um livro de perguntas e respostas

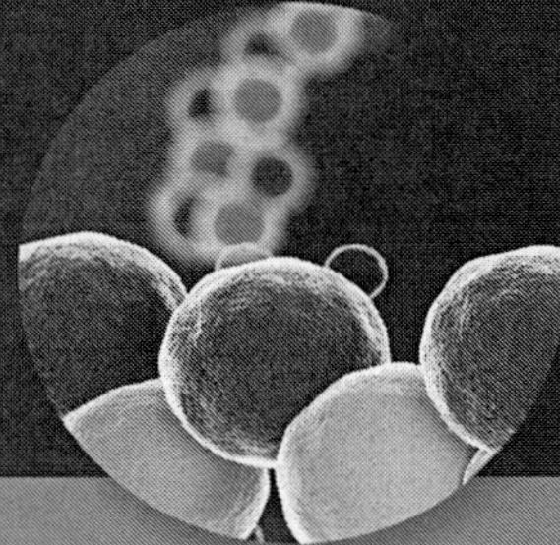

Descomplicando a Patologia:

um livro de perguntas e respostas

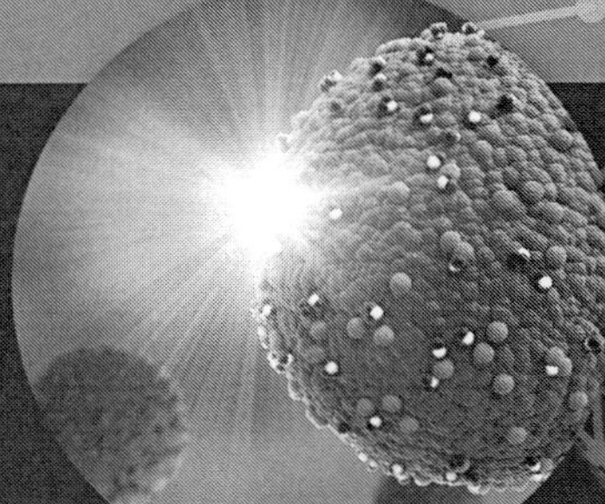

Organizador
Heder Frank Gianotto Estrela

Autores
Andreia Neves Comodo Navarro
Danila Torres Leite
Denise Barcelos
Juliana Almada Colucci Barros
Rodrigo Alessandro Riemma Vela

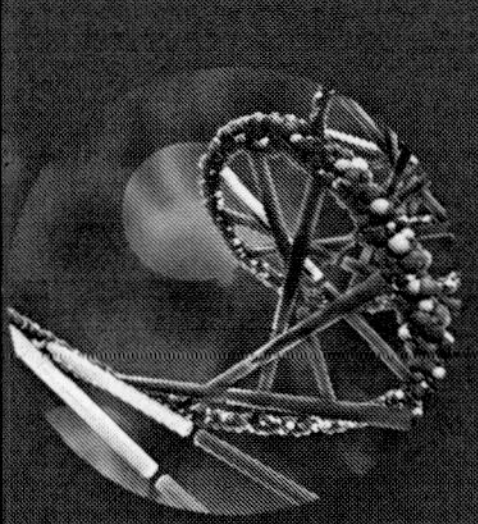

MATRIOSKA
EDITORA

Diretora Editorial: Luciana Félix
Diretora Comercial: Patrícia Melo
Copidesque e preparação de texto: Patrícia Silvestre
Revisão: Equipe Matrioska Editora
Editoração e capa: Pollyana Oliveira

Matrioska Editora
Atendimento e venda direta ao leitor:
www.matrioskaeditora.com.br
contato@matrioskaeditora.com.br
facebook.com/matrioskaeditora
instagram.com/matrioskaeditora

Dados Internacionais de Catalogação na Publicação (CIP)
(Câmara Brasileira do Livro, SP, Brasil)

Descomplicando a patologia : um livro de perguntas e respostas / Andreia Neves Comodo Navarro...[et al.] ; organizador Heder Frank Gianotto Estrela. -- São Paulo : Matrioska Editora, 2025.

Outros autores: Danila Torres Leite, Denise Barcelos, Juliana Almada Colucci Barros, Rodrigo Alessandro Riemma Vela.
Bibliografia.
ISBN 978-65-84999-55-8

1. Patologia I. Navarro, Andreia Neves Comodo. II. Leite, Danila Torres. III. Barcelos, Denise. IV. Barros, Juliana Almada Colucci. V. Vela, Rodrigo Alessandro Riemma. VI. Estrela, Heder Frank Gianotto.

CDD-616.07
25-251011 NLM-QZ-004

Índices para catálogo sistemático:

1. Patologia : Ciências médicas 616.07

Eliete Marques da Silva - Bibliotecária - CRB-8/9380

Impresso no Brasil
2025

Sobre os autores

Organizador: Heder Frank Gianotto Estrela
Professor de Patologia e Farmacologia do Centro Universitário São Camilo.
Doutor em Ciências (área: Farmacologia) pela Universidade Federal de São Paulo.
Mestre em Biologia Funcional e Molecular (área: Fisiologia Humana) pela Universidade Estadual de Campinas.
Graduado em Farmácia pela Universidade Metodista de Piracicaba.

Andreia Neves Comodo Navarro
Professora de Patologia do Centro Universitário São Camilo.
Doutora em Ciências (área: Patologia) pela Universidade Federal de São Paulo.
Mestre em Ciências (área: Patologia) pela Universidade Federal de São Paulo.
Graduada em Biomedicina pela Universidade de Mogi das Cruzes.

Danila Torres Leite
Professora e pesquisadora do Centro Universitário São Camilo.
Doutora em Ciências (área: Farmacologia) pela Universidade Federal de São Paulo.
Mestre em Ciências (área: Farmacologia) pela Universidade Federal de São Paulo.
Graduada em Ciências Biológicas Modalidade Médica pela Universidade Federal de São Paulo.

Denise Barcelos
Professora de Patologia do Centro Universitário São Camilo.
Doutora em Ciências (área: Patologia) pela Universidade Federal de São Paulo.
Mestre em Medicina (área: Patologia) pela Universidade Federal de São Paulo.
Graduada em Ciências Biológicas pela Universidade de Guarulhos.

Juliana Almada Colucci Barros
Professora de Bioquímica e Fisiologia do Centro Universitário São Camilo.
Pós-doutorado em Genética Molecular pela Cleveland Clinic Foundation
Doutora em Ciências (área: Medicina) pela Universidade Federal de São Paulo.

Graduada em Ciências Biológicas Modalidade Médica pela Universidade Federal de São Paulo.

Rodrigo Alessandro Riemma Vela
Professor e Pesquisador do Centro Universitário São Camilo.
Mestre em Doenças Tropicais pela Faculdade de Medicina de Botucatu, Unesp.
Graduado em Biomedicina pela Unesp Botucatu.

Apresentação

A patologia constitui um dos pilares fundamentais para a compreensão dos processos fisiopatológicos que regem o desenvolvimento das doenças, sendo um campo essencial para a formação de profissionais da saúde. Nesse contexto, a presente obra foi concebida com o intuito de facilitar o aprendizado por meio de um formato interativo e dinâmico, estruturado na metodologia de perguntas e respostas, visando atender estudantes dos cursos de graduação em Biomedicina, Enfermagem, Farmácia, Fisioterapia, Medicina, Nutrição, Odontologia e Radiologia, assim como discentes de cursos técnicos em Enfermagem e Farmácia.

O livro está organizado de maneira didática e progressiva, abrangendo desde os conceitos básicos da patologia até os aspectos mais complexos de alguns processos, possibilitando ao leitor uma abordagem estruturada e sistemática do conteúdo. A metodologia empregada estimula o raciocínio crítico e a correlação entre alguns processos patológicos, auxiliando na fixação do conhecimento e na contextualização clínica das alterações patológicas.

Cada questão foi elaborada com embasamento científico, levando em consideração a relevância acadêmica e prática, permitindo uma revisão abrangente dos principais temas da disciplina. Além disso, o formato deste material favorece tanto o estudo individual quanto a discussão em grupo, podendo ser utilizado como suporte para avaliações acadêmicas, revisões de conteúdo e aprofundamento temático.

A diversidade de temas abordados inclui as adaptações celulares, mecanismos de lesão celular, lesões reversíveis e irreversíveis, envelhecimento celular, neoplasias, inflamação e distúrbios hemodinâmicos. Dessa forma, o livro oferece uma visão ampla e integrada da disciplina, fornecendo subsídios para a compreensão das doenças e sua abordagem diagnóstica e terapêutica no contexto clínico e laboratorial.

Espera-se que esta obra se configure como um recurso valioso na jornada acadêmica e profissional dos leitores, proporcionando um aprofundamento teórico e prático essencial para a atuação na área da saúde.

Desejamos um excelente estudo, e que este material contribua significativamente para o aprimoramento do conhecimento e para a formação de profissionais altamente capacitados.

Heder Frank Gianotto Estrela
Organizador

Sumário

Capítulo 01

Adaptações Celulares

Rodrigo Alessandro Riemma Vela
Danila Torres Leite

Toda vez que uma célula que está em equilíbrio homeostático sofre ação ou interferência de um agente endógeno ou exógeno, ela tende a tentar se adaptar a essa interferência. Cada célula responde de forma diferente a essa interferência, fator que depende do tipo celular em questão, do grau de diferenciação dessa célula e/ou de propriedades intrínsecas, como seu próprio metabolismo. De toda forma, há uma tendência a adaptação, pois isso faz com que a célula entre em um novo equilíbrio evitando assim que ela sofra de um declínio funcional. Porém, para alguns tipos celulares é impossível que essa adaptação ocorra, existindo também a situação na qual o estímulo é demasiado intenso para a célula, também acarretando a incapacidade de adaptação. Na situação na qual a célula consegue se adaptar, existem padrões patológicos nos quais alguns grupos celulares se enquadram, sendo eles: hipertrofia, hiperplasia, atrofia e metaplasia. Tais mecanismos são adaptações em situações transitórias, uma vez que todos eles são reversíveis. Sendo assim, logo que o estímulo cessa, as adaptações são revertidas e a célula volta ao estado inicial.

A hipertrofia consiste na adaptação na qual ocorre o aumento do volume celular, acarretando o aumento do volume do órgão ou tecido. Em geral a hipertrofia ocorre, pois a célula recebe uma carga de trabalho além do que ela está acostumada ou que ela consegue processar em situações normais. Como forma de compensação, as células aumentam a quantidade de organelas e citoesqueleto, aumentando seu volume. Geralmente esse mecanismo é uma estratégia para células que não conseguem se duplicar. Como exemplo, podemos citar a hipertrofia do músculo estriado esquelético, que ocorre como compensação quando o indivíduo aumenta a carga de atividade física.

A hiperplasia é outro mecanismo adaptativo que consiste no aumento da quantidade de células do órgão ou tecido, ou seja, quando ocorre uma proliferação celular também em decorrência de um aumento de carga de trabalho. Esse mecanismo ocorre preferencialmente em tipos de células que tem alta capacidade de duplicação celular, sendo uma forma eficiente de adaptação aos estímulos de aumento de demanda funcional. Um bom exemplo a citar é a hiperplasia do endométrio, que ocorre a cada ciclo menstrual em decorrência de estímulo hormonal. Essa hiperplasia celular ocorre como preparo uterino para a gestação. Caso não ocorra fertilização, ao final do ciclo menstrual, o processo cessa e o endométrio volta ao estágio anterior, processo que ocorrerá novamente no próximo ciclo menstrual.

A atrofia trata-se de outro processo adaptativo, com características contrárias às duas anteriores, uma vez que é diminuição do volume celular em decorrência da remoção de um estímulo. Com essa remoção, a célula reduz sua necessidade energética e de trabalho, tendo como consequência a redução de componentes celulares e de seu tamanho. Esse processo é reversível e pode se caracterizar por uma série de alterações celulares para que as células possam se manter vivas. Podemos citar como exemplo de atrofia, o final do ciclo menstrual, no qual ocorre atrofia endometrial em decorrência à diminuição do estímulo hormonal.

Por fim, a metaplasia se caracteriza pela transformação reversível de um tecido adulto por outro tecido adulto, mediante um estímulo. Neste processo a transformação ocorre, pois a célula que ocupa o lugar da anterior é mais adaptada a determinado estímulo, ou seja, este processo ocorre para uma efetiva proteção tecidual. A metaplasia se distingue de outros processos de transformação celular pois sempre há uma regra, sendo que as transformações seguem de forma linear e podem ser previstas. Isso fica bem claro no epitélio respiratório de pacientes tabagistas. Utilizando-se o epitélio da traqueia no caso de pacientes tabagistas como exemplo, que é classificado histologicamente como epitélio pseudoestratificado colunar ciliado com presença de células caliciformes, ocorre a metaplasia para epitélio estratificado pavimentoso não queratinizado, que é mais resistente às agressões dos tipos de cigarros.

Na incapacidade da adaptação celular ou no caso de estímulos intensos ou muito duradouros, a célula pode ultrapassar a capacidade de adaptação e ela entrará em um processo de lesão celular, que será abordado em outro capítulo.

Questões de múltipla escolha

01. A análise histopatológica de uma amostra colhida a partir da biópsia do músculo gastrocnêmio esquerdo de um indivíduo que, após um acidente automobilístico perdeu os movimentos dos membros inferiores há 8 anos, irá mostrar células com:

a) morfologia preservada, reduzidas em tamanho, devido à degeneração celular reversível (atrofia).

b) morfologia preservada, porém com volume reduzido devido à adaptação celular (atrofia).

c) volume preservado, porém reduzidas numericamente devido à lesão celular (apoptose).

d) alterações morfológicas, numéricas e no volume, devido à lesão celular (necrose).

e) morfologia preservada, porém com menor número de células devido à imobilidade (metaplasia).

02. Sempre que uma célula está sob o efeito de um interferente ela tende a se adaptar, pois, caso contrário, ela sofrerá efeitos importantes que podem levá-la à morte. Sendo assim, analise as afirmativas abaixo relacionadas aos processos de adaptação celular e suas possíveis consequências.

I - Toda vez que uma célula em homeostase sofre a ação de um agente interferente, ela tenta se adaptar. Caso ela não consiga, alterações moleculares e morfológicas irão aparecer, fazendo com que ela desenvolva o processo de lesão celular.

II - Tal processo (adaptação) é reversível até um limiar que, caso seja ultrapassado, levará a célula à morte.

III – Os processos clássicos de adaptação celular são caracterizados pelo aumento da quantidade de células, aumento do volume celular ou aumento do conteúdo citoplasmático celular.

Assinale a alternativa que contém apenas afirmativas corretas:

a) I, II e III
b) I e III
c) I e II
d) II e III
e) Nenhuma

---

03. Durante uma avaliação cardiológica o médico comenta que a cardiopatia apresentada pelo paciente é decorrente da doença de Chagas. Você analisa os exames associados e vê que o paciente apresenta aumento de volume cardíaco, com aumento do miocárdio ventricular. Dos processos patológicos abaixo, qual deles apresenta associação direta e correta pelo exposto?

a) Hipertrofia, devido à destruição celular e consequente adaptação celular das células não afetadas.

b) Hiperplasia, devido à morte de células levando à duplicação celular acelerada de cardiomiócitos ainda viáveis.

c) Metaplasia, devido à agressão às células há uma transformação tecidual para proteção.

d) Displasia, devido à apoptose que ocorre de forma intensa e às alterações nas células afetadas.

e) Atrofia celular, devido à parasitemia que consome as proteínas intracelulares nas células acometidas.

04. Qual das alternativas abaixo melhor caracteriza o processo patológico de atrofia celular:

a) Aumento do volume celular, acarretando o aumento do volume do órgão ou tecido. Nesse processo ocorre aumento da quantidade de organelas e citoesqueleto, aumentando seu volume.

b) Transformação reversível de um tecido adulto por outro tecido adulto, mediante um estímulo, sempre havendo uma regra, e as transformações seguem de forma linear e podem ser previstas.

c) Morte celular por ativação de um receptor de membrana celular chamado receptor de morte, ativado por linfócitos e que culmina com o extravasamento de proteínas mitocondriais.

d) Aumento da quantidade de células, ou seja, ocorre uma proliferação celular em decorrência de um aumento de carga de trabalho, ocorrendo em tipos células que tem alta capacidade de duplicação celular.

e) Diminuição do volume celular em decorrência da remoção de um estímulo. Com isso, a célula reduz sua necessidade energética e tendo como consequência a redução de componentes celulares e de seu tamanho.

05. Hipertrofia e hiperplasia são adaptações celulares que ocorrem em razão de um estímulo celular. Qual a alternativa que apresenta um exemplo de agente causador de hipertrofia e outro de hiperplasia, respectivamente:

a) Diminuição de volume encefálico e resposta miocárdica a um parasita.
b) Aumento de fluxo sanguíneo vascular e diminuição de sulcos cerebrais.
c) Atividade física recorrente e aumento de volume prostático.
d) Paralisia de membro superior e aumento endometrial cíclico.
e) Desenvolvimento embrionário recente e aterosclerose venosa.

06. O gráfico abaixo representa a variação de espessura do endométrio em um ciclo menstrual regular de 28 dias.

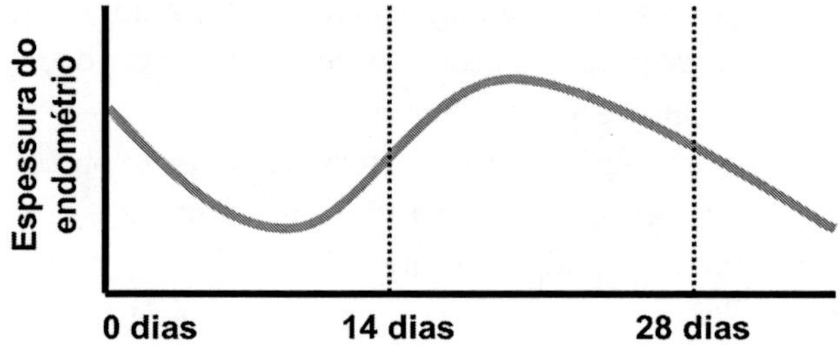

Fonte: Do autor

O aumento da espessura endometrial, mostrado por voltado do 14° dia do ciclo que o gráfico mostra, representa um exemplo de qual adaptação celular?

a) Hipertrofia
b) Hiperplasia
c) Atrofia
d) Metaplasia
e) Displasia

07. **Um paciente sofreu um acidente vascular encefálico isquêmico (AVEI) e como consequência teve um déficit de memória. O neurologista mostra para o paciente o resultado da tomografia na área que evidencia o AVEI e comenta: "Está vendo aqui? Essa é a área que sofreu atrofia em decorrência do acidente vascular". O termo grifado é caracterizado por:**

a) aumento do tamanho de um órgão devido à proliferação celular.
b) ser causado principalmente por um aumento na demanda funcional.
c) redução de volume celular por falta de estímulo.
d) ser sempre irreversível e não poder ser revertido.
e) condição que ocorre exclusivamente no tecido nervoso.

08. Estudos mostram que a hiperplasia fibrosa inflamatória é um acometimento frequente em tecidos moles, causado por um agente interferente constante (crônico) e de baixa intensidade, causado por um trauma. Clinicamente pode se apresentar como um aumento tecidual. Esse acometimento é característico de um tipo específico de adaptação celular, sendo ele:

a) um aumento no tamanho de um tecido devido à proliferação celular excessiva.
b) caracterizado pela redução no número de células em um tecido ou órgão.
c) uma resposta adaptativa que resulta no aumento no número de células em um tecido ou órgão em resposta a um estímulo específico.
d) a morte celular programada que ocorre durante o desenvolvimento embrionário.
e) um processo pelo qual células anormais se proliferam de forma descontrolada em um tecido.

09. Leia o diálogo abaixo:

- Pedro, seu pai fica muito tempo na bicicleta ergométrica né!
- Sim Luís, ele fala que é para fortalecer a musculatura!

A atividade física do pai do garoto acima fortalece a musculatura de membros inferiores pois:

a) Ativa a hiperplasia articular.
b) Eleva a degeneração celular.
c) Inibe a metaplasia vascular.
d) Promove hipertrofia muscular.
e) Diminui a hiperplasia celular.

10. A análise histopatológica de uma amostra colhida a partir da biópsia do colo uterino revela substituição do epitélio glandular endocervical por células de reserva subcolunares, as quais se diferenciam em epitélio escamoso. Essa condição é classificada como:

a) Hiperplasia
b) Atrofia
c) Hipertrofia
d) Neoplasia
e) Metaplasia

Casos Clínicos

Caso Clínico 01. Paciente de 35 anos, praticante de fisiculturismo procura especialista pois há 2 anos tenta engravidar a parceira sem sucesso. Ele relata utilização de anabolizantes para ganhar massa muscular e a diminuição de libido. Após avaliação da parceira, o médico solicita um espermograma cujo resultado é azoospermia (ausência de espermatozoides no ejaculado). Ao realizar uma ultrassonografia testicular o resultado mostra massa testicular menor que o esperado. Explique o caso em questão.

Caso Clínico 02. B.C.T., sexo masculino, branco, 49 anos, taxista, procura atendimento de um gastroenterologista por encaminhamento feito no pronto-socorro de um hospital perto do ponto de taxi onde trabalha. Ele relata ao especialista que é ex-tabagista, é etilista frequente (faz uso de cerca de cinco latas de cerveja por dia, duas vezes na semana e aos finais de semana), e tem alimentação muito desregrada, comendo salgados fritos (coxinha, pastéis, torresmo) várias vezes na semana por causa do trabalho. Também se queixa de constante "queimação" no esôfago, o que o faz utilizar antiácidos frequentemente. O especialista pede uma endoscopia com biópsia, a qual revela presença de esôfago de Barrett, que constitui uma substituição do epitélio escamoso esofágico por epitélio glandular de tipo intestinal. Qual o processo patológico está ocorrendo com B.C.T. e qual(is) o(s) fator(es) responsável(eis) pelo quadro clínico?

Caso Clínico 03. Casal gestante de 8 semanas realiza o exame de sexagem fetal pois estão muito curiosos para saber o sexo de seu bebê. Após alguns dias o resultado do exame fica disponível e no laudo é possível ler: ausência de cromossomo Y, o que sugere sexo biológico feminino. Ao realizarem ultrassom morfológico de 16 semanas, o laudo sugere sexo masculino pois há evidências de pênis em formação. O mesmo exame também aponta glândula adrenal com tamanho aumentado. No nascimento, o neonatologista constata genitália ambígua e é realizada a triagem neonatal (teste do pezinho), o qual traz como diagnóstico hiperplasia adrenal congênita. É solicitada uma cariotipagem que revela presença de 46 cromossomos e sexo biológico feminino (46 XX). Qual a relação existente entre a hiperplasia e o acometimento do bebê?

Caso Clínico 04. Paciente de 71 anos procura atendimento médico em um pronto-socorro sem febre, com pressão arterial sistólica de 195 mmHg e diastólica de 90 mmHg e apresentando-se pouco corado. Ao ser questionado, informa que sua pressão arterial sempre foi alta e que apesar de ser orientado, há muito tempo, a tomar os remédios para pressão, esquece com frequência e passa dias sem fazer uso. Sua altura é de 169 centímetros e peso de 137 quilogramas, relatando sedentarismo. Relata também ser tabagista há mais de 30 anos. Logo é encaminhado ao setor cardiológico, pois relata muito cansaço a esforços relativamente baixos, palpitações em vários momentos do dia, mesmo sem um fator associado e tontura ao longo do dia. O médico prontamente solicita um ecocardiograma que evidencia hipertrofia ventricular esquerda. É possível associar algum fator descrito com o resultado do ecocardiograma? Justifique.

Caso Clínico 05. Um trabalhador rural de 45 anos procura atendimento hospitalar relatando dor muscular. Ao realizar anamnese, o médico nota que o paciente apresenta o membro superior direito muito mais desenvolvido que o esquerdo. Ao questionar a atividade do paciente, ele relata que, por ser trabalhador rural desde criança, durante os preparos em sua propriedade muito antiga, precisa fazer muita força com o braço direito, durante muitas horas por dia, pois no galpão antigo não há espaço para ele "se encaixar" de outro jeito. Sempre achou normal e nunca pensou em modificar a rotina. Justifique o aumento muscular localizado do paciente.

Respostas das questões de múltipla escolha

1. Alternativa (b) morfologia preservada, porém com volume reduzido devido à adaptação celular (atrofia). Como o acidente causou diminuição da inervação dos membros inferiores, houve redução da carga de trabalho. Com isso, a fibra muscular, por suas características histológicas, vai diminuindo seus componentes, caracterizando assim uma atrofia.

2. Alternativa (c) I e II. A afirmativa III está errada pois, além do citado, as adaptações podem se caracterizar por diminuição do número, volume e/ ou constituintes celulares (atrofia), podendo também ocorrer transformação celular (metaplasia).

3. Alternativa (b) Hiperplasia, devido à morte de células levando à duplicação celular acelerada de cardiomiócitos ainda viáveis. Na doença de Chagas, o parasita *Trypanosoma cruzi* causa uma destruição tecidual nas células cardíacas (cardiomiócitos). As células que não foram afetadas recebem uma sobrecarga de trabalho fazendo com que ocorra hipertrofia nessas fibras, uma vez que elas são incapazes de realizar hiperplasia.

4. Alternativa (e) Diminuição do volume celular em decorrência da remoção de um estímulo. Com isso, a célula reduz sua necessidade energética e tendo como consequência a redução de componentes celulares e de seu tamanho. Essa é a definição correta de atrofia celular. As outras alternativas descrevem outros processos patológicos.

5. Alternativa (c) Atividade física recorrente e aumento de volume prostático. Atividade física recorrente leva ao estímulo constante das fibras musculares esqueléticas, tendo como consequência a hipertrofia. Já a próstata responde ao estímulo hormonal com proliferação celular, caracterizando hiperplasia.

6. Alternativa (b) Hiperplasia. O aumento do endométrio ocorre em decorrência da síntese hormonal. O endométrio responde a essa síntese com a proliferação celular do epitélio e do tecido conjuntivo subjacente. Esse aumento caracteriza hiperplasia.

7. Alternativa (c) redução de volume celular por falta de estímulo. O paciente em questão sofreu um acidente vascular encefálico isquêmico, o qual é caracterizado pela falta de suprimento sanguíneo em uma área cerebral. Por causa desse acidente vascular, houve redução do fluxo sanguíneo local, diminuindo o aporte sanguíneo local e consequentemente levando as células a entrar em atrofia.

8. Alternativa (a) um aumento no tamanho de um tecido devido à proliferação celular excessiva. O agente traumático, como é persistente, atua constantemente estimulando o tecido em questão. Esse tecido responde de forma adaptativa, sofrendo hiperplasia, o que gera um aumento de tamanho tecidual devido a proliferação celular excessiva.

9. Alternativa (d) Promove hipertrofia muscular. A atividade física regular fornece estímulo constante para as fibras musculares esqueléticas para os membros inferiores. Dessa forma, aumenta o esforço requerido por essas fibras, fazendo com que elas precisem se adaptar. Como fibras musculares esqueléticas só realizam hipertrofia, é esse o processo caracterizado.

10. Alternativa (e) Metaplasia. Várias condições provocam estímulo nas células do colo uterino que respondem sofrendo uma transformação de um tipo celular adulto para outro tipo celular também adulto. A alteração descrita é bastante comum e o conjunto de alterações caracteriza a metaplasia.

Respostas dos Casos Clínicos

Caso Clínico 01. O uso de anabolizantes tem a finalidade de provocar um aumento da hipertrofia muscular, o que de fato ocorre, uma vez que estimula ainda mais as células musculares esqueléticas a sofrerem hipertrofia em decorrência do esforço físico aumentado. Porém a utilização de anabolizantes, como a testosterona exógena, causa um feedback negativo no eixo hipotalâmico-hipofisário-gonadal, inibindo o hormônio folículo estimulante, além de inibir a síntese endógena de testosterona. Os hormônios citados são essenciais para a gametogênese (produção de espermatozoides), a qual está reduzida neste paciente em decorrente do uso de anabolizantes. A redução da espermatogênese acarreta azoospermia, infertilidade e a redução do volume testicular, identificada na ultrassonografia.

Caso Clínico 02. Devido aos hábitos alimentares e etilistas do paciente, há uma agressão estomacal, causando um refluxo gastroesofágico. Esse refluxo é uma agressão do suco gástrico à parede do esôfago, sendo responsável pela "queimação" relatada pelo paciente. O suco gástrico representa uma agressão à mucosa esofágica, que responde sob a forma de metaplasia, sendo que, nesse caso, ocorre a substituição do epitélio estratificado pavimentoso não queratinizado (escamoso) esofágico por epitélio simples colunar com microvilosidades e presença de células caliciformes (glandular de tipo intestinal), mais adaptado às agressões.

Caso Clínico 03. A hiperplasia adrenal congênita é uma condição genética, na qual ocorre proliferação das células da adrenal. Essa proliferação celular ocorre em resposta à uma deficiência enzimática (deficiência de 21-hidroxilase e deficiência de 11-beta-hidroxilase). A hiperplasia adrenal ocorre como uma tentativa compensatória funcional da deficiência enzimática. Por causa da deficiência, os precursores enzimáticos acumulam-se e são derivados para a produção de andrógenos, fazendo com que ocorra a virilização da genitália feminina, sexo biológico da recém-nascida, que foi confirmado pela sexagem fetal bem como pelo cariótipo.

Caso Clínico 04. Sim, pois a hipertrofia ventricular esquerda é um aumento do miocárdio do ventrículo esquerdo, decorrente do aumento de pressão e consequente esforço nessa câmara cardíaca. O aumento da demanda muscular no local citado, possivelmente surgiu em decorrência da hipertensão arterial não tratada/controlada, sendo que possivelmente foi agravada pelo sobrepeso e sedentarismo. O tabagismo de longo prazo também é um fator adjuvante ao aumento de pressão arterial e da pressão ventricular, uma vez que essa prática leva ao desenvolvimento de arteriosclerose, que é o enrijecimento e espessamento dos vasos.

Caso Clínico 05. O que ocorreu com o paciente foi um caso de hipertrofia muscular assimétrica de membro superior direito, uma vez que esse membro foi, durante muitos anos, submetido a uma carga de trabalho muito maior que o membro esquerdo. Dessa forma, as fibras musculares do membro acometido foram forçadas a hipertrofiarem, ao contrário do outro membro, que sempre teve uma carga de esforço mais baixa.

Capítulo 02

Mecanismos de lesão celular e lesão celular reversível

Andreia Neves Comodo Navarro
Denise Barcelos

A célula é a principal unidade do corpo humano e realiza suas funções mediadas por programas genéticos de metabolismo que mantem um equilíbrio interno favorável para comandar a homeostase orgânica. Todo o conteúdo interno de uma célula, incluindo organelas e substâncias químicas, está intimamente relacionada às suas necessidades especificas e dos tecidos/órgãos em que está inserida. Estímulos fisiológicos ou patológicos podem acarretar adaptações celulares, porém se a adaptação não for possível ou se os limites da resposta adaptativa forem extrapolados, ocorre uma sequência de eventos denominada lesão celular.

A lesão é considerada reversível quando a célula se mantém viva apesar das alterações estruturais, morfológicas e bioquímicas subsequentes à agressão sofrida. Porém, dependendo das características tanto da agressão quanto da célula, pode ocorrer a chamada lesão irreversível ou morte celular. As causas das lesões são inúmeras, envolvendo fatores extrínsecos ou intrínsecos, como traumas, eventos radiológicos, substâncias químicas (excessos e carências), eventos genéticos, agentes microbiológicos, dentre outros. Independente da causa, os mecanismos bioquímicos que acompanham as lesões são muitas vezes comuns e comprometem vários componentes celulares essenciais, como mitocôndrias, membranas celulares, retículos, complexo de Golgi e o DNA. A elucidação destes mecanismos possibilita a compreensão da mediação das lesões e caracterização dos principais eventos que ocorrem no interior das células neste processo.

Os principais mecanismos de lesão podem ser apontados como: depleção de ATP, lesão mitocondrial, influxo de cálcio na célula, acúmulo de radicais livres (substâncias químicas que reagem através de um elétron não pareado com moléculas adjacentes, como proteínas, lipídios, carboidratos, ácidos nucleicos), lesões na estrutura do DNA e proteínas, e aumento da permeabilidade das membranas (citoplasmática, lisossômicas e mitocondriais).

As lesões reversíveis também são denominadas de degenerações e caracterizam-se por acúmulos intracelulares de substâncias. A degeneração hidrópica (acúmulo intracelular de água) e a degeneração gordurosa (acúmulo intracelular de lipídios) são as mais encontradas nos tecidos. Na microscopia óptica, a tumefação celular é uma evidência da degeneração hidrópica e pode ser também denominada de alteração hidrópica ou degeneração vacuolar, dependendo do padrão de distribuição dos vacúolos intracelulares. Na microscopia eletrônica podem ser observados outros achados mais específicos. A degeneração gordurosa, por sua vez está associada principalmente aos hepatócitos e as células miocárdicas, podendo ser causada por hipóxia, lesão metabólica ou tóxica.

As degenerações envolvem também distúrbios e acúmulos de diferentes proteínas e são denominadas: hialina, mucosa e amiloide. Além disso, há acúmulo intracelular de pigmentos, que são substâncias coloridas de origem exógena (carbono, tintas) ou endógena (lipofuscina, melanina e hemossiderina) e se acumulam nas células em algumas condições tanto normais quanto patológicas.

Questões de múltipla escolha:

01. A tumefação celular é a primeira manifestação de quase todas as formas de lesão das células e está associada a falhas no funcionamento metabólico que leva ao acúmulo intracelular de água. Na macroscopia, o órgão apresenta volume aumentado e coloração pálida. As causas são diversas: infecções agudas graves (septicemias, pneumonias, meningite, pielonefrite, dentre outras), toxinas exógenas (bicloreto de mercúrio), toxinas endógenas (bilirrubina), carência de oxigênio (hipóxia).

Assinale a alternativa que apresenta o tipo de lesão ao qual o texto se refere:

a) Degeneração hidrópica.
b) Degeneração gordurosa.
c) Necrose caseosa.
d) Necrose gordurosa.
e) Hipertrofia.

---

02. Na microscopia eletrônica são evidenciadas alterações ultraestruturais que evidenciam as ocorrências típicas das degenerações. Avalie as assertivas sobre tumefação celular e assinale a alternativa correta:

I. A formação de vacúolos, o apagamento e a perda das microvilosidades representam alterações da membrana plasmática.
II. O edema citoplasmático e o aparecimento de pequenas densidades amorfas representam alterações mitocondriais.
III. O desprendimento dos polissomos representam dilatação do retículo endoplasmático.
IV. A desagregação dos elementos granulares e fibrilares representam alterações nucleares.

a) I e II são verdadeiras
b) I, II e IV são verdadeiras
c) Apenas a I é verdadeira
d) Apenas a III é verdadeira
e) Todas são verdadeiras

Leia o texto a seguir e resposta as questões 3 e 4:

A avaliação do tecido hepático de um homem de 45 anos submetido a uma biópsia mostrou inúmeros hepatócitos com vacúolos lipídicos. No exame clínico, o órgão apresentou-se aumentado e os exames laboratoriais acusaram níveis diminuídos de albumina e níveis normais de colesterol e triglicerídeo.

03. Assinale a alternativa que apresente um fator que esteja relacionado ao achado celular descrito no texto.

a) Sedentarismo
b) Alcoolismo
c) Tabagismo
d) Uso de anfetamina
e) Corticoterapia

---

04. A avaliação macroscópica permite avaliar o aspecto morfológico dos órgãos e permite uma descrição detalhada para fins de diagnóstico. Na observação do aspecto macroscópico do fígado em questão, quais seriam as possíveis características quanto à consistência, ao volume e à coloração?

a) Rígido, aumentado e esbranquiçado.
b) Rígido, diminuído e pálido.
c) Amolecido, aumentado e amarelado.
d) Amolecido, aumentado e esbranquiçado.
e) Consistência e tamanho normais e coloração amarelada.

---

05. A lesão reversível é um distúrbio que envolve mudança estrutural e do metabolismo celular. Qual das seguintes alternativas apresenta uma característica dos acúmulos intracelulares?

a) Ocorrem apenas com substâncias exógenas.
b) Sempre são prejudiciais para as células.
c) Ocorrem tanto com substâncias normais quanto anormais.
d) Ocorrem exclusivamente no núcleo celular, nunca no citoplasma.
e) Ocorrem apenas com substâncias exógenas e anormais

06. Assinale a alternativa que apresenta a provável lesão celular encontrada nos rins do indivíduo com glomerulonefrite:

a) Degeneração hialina.
b) Degeneração gordurosa.
c) Degeneração mucosa.
d) Degeneração hidrópica.
e) Degeneração amiloide.

07. Qual das seguintes alternativas apresenta um pigmento endógeno que pode se acumular no interior da célula em condições patológicas?

a) Melanina.
b) Hemossiderina.
c) Lipofuscina.
d) Carbono.
e) Tatuagem.

08. Nos episódios de isquemia, a depleção de ATP representa um dos principais mecanismos de lesão celular. A elucidação desses efeitos permite caracterizar as consequências morfológicas e funcionais intracelulares durante a lesão. Assinale a alternativa que apresente a ordem correta dos eventos que sucedem a partir da depleção de ATP em um episódio de isquemia:

a) Diminuição da fosforilação oxidativa – aumento da glicólise anaeróbica – acúmulo de ácido lático – diminuição do pH intracelular – comprometimento funcional de enzimas.

b) Aumento da glicólise anaeróbica – diminuição da fosforilação oxidativa – acúmulo de ácido lático – diminuição do pH intracelular – comprometimento funcional de enzimas.

c) Diminuição da fosforilação oxidativa – aumento da glicólise anaeróbica – acúmulo de ácido lático – aumento do pH intracelular – comprometimento funcional de proteínas carregadoras.

d) Acúmulo de ácido lático – diminuição do pH intracelular – aumento da fosforilação oxidativa – comprometimento funcional de enzimas.

e) Aumento da fosforilação oxidativa – diminuição da glicólise anaeróbica – acúmulo de ácido lático – diminuição do pH intracelular – comprometimento funcional de proteínas carregadoras.

---

09. O Cálcio (Ca2+) é um elemento de fundamental importância em nosso organismo. Ele é vital para alguns processos e está especialmente envolvido na liberação de neurotransmissores no tecido nervoso, na cascata de coagulação para a formação da fibrina no coágulo, na composição do tecido ósseo, além de representar mediadore importantes na lesão celular. Assim, assinale a alternativa que apresenta um evento relacionado ao cálcio na lesão celular:

a) Influxo de Cálcio.
b) Saída de Cálcio.
c) Sequestro de Cálcio pela mitocôndria.
d) Sequestro de Cálcio pelo retículo endoplasmático.
e) Entrada de Cálcio no núcleo.

---

10. ____________________ são produzidas a partir de reações celulares e estão associadas as condições patológicas, como no enfisema, em que ocorre a migração e ativação de leucócitos; na aterosclerose, onde há lesão endotelial e ativação de macrófagos; e nas neoplasias, em que há dano ao DNA (mutações).

Assinale a alternativa que complete o texto acima:

a) Espécies reativas de oxigênio (ERO).
b) Proteínas lipossolúveis.
c) Íons de Cálcio.
d) Ácidos nucléicos.
e) Vesículas intracelulares.

Casos Clínicos

Caso Clínico 01. Mulher de 30 anos é encontrada inconsciente em sua casa. Ela estava pintando as paredes com tinta à base de solvente e desmaiou após inalação excessiva dos vapores tóxicos da tinta. No hospital foi imediatamente intubada e colocada em ventilação mecânica, porém foi à óbito pouco tempo depois. A autópsia revelou que a causa da morte foi asfixia por inalação tóxica. Descreva e explique as possíveis alterações encontradas na avaliação microscópica do material coletado na autópsia.

Caso Clínico 02. Mulher de 40 anos chegou ao hospital com fraqueza generalizada, perda de peso progressiva e dor abdominal. Ela relatou uma dieta pobre em nutrientes há vários meses devido a dificuldades financeiras. Além disso, ela tem histórico de consumo excessivo de álcool. O exame clínico demonstrou edema nas pernas e ascite. A avaliação laboratorial revelou baixos níveis de albumina sérica e proteínas totais, bem como anemia. Associe as informações do caso e explique o provável diagnóstico.

Caso Clínico 03. Homem de 45 anos, trabalhador de uma indústria química foi levado ao pronto atendimento após um incidente ocupacional. Ele foi encontrado inconsciente perto de um vazamento de produtos químicos e suspeita-se que tenha sido exposto ao cianeto. Ele chegou ao hospital ainda inconsciente e apresentava sinais vitais instáveis. Sua pele estava pálida e com tonalidade azulada, sua frequência cardíaca estava aumentada e respiração inadequada. O paciente foi imediatamente colocado em ventilação mecânica e administrado oxigênio suplementar. A avaliação laboratorial revelou acidose metabólica grave e altos níveis de cianeto no sangue. A intoxicação por cianeto é uma condição potencialmente fatal que requer intervenção rápida para evitar danos graves ou morte. No contexto celular, o cianeto causa a redução da produção de ATP e, juntamente com os episódios isquêmicos, representa um importante fator desencadeador de danos graves à estrutura celular. Enumere as principais consequências morfológicas e funcionais da depleção de ATP na célula.

Caso Clínico 04. Criança, sexo feminino, 18 meses, deu entrada no atendimento emergencial pediátrico com relato de convulsão. A mãe relatou que recentemente tem observado a criança com certa fraqueza na capacidade de sucção, perda do controle da cabeça e de locomoção, perda de apetite e irritabilidade. A menina foi internada para estabilização do quadro e investigação diagnóstica. Foram solicitadas avaliações laboratoriais e por imagem. Após avaliação e intepretação minuciosa dos testes genéticos, foi diagnosticada com uma doença genética rara que compromete o gene MT-ATP6 e está relacionada ao comprometimento da estrutura mitocondrial. Qual o provável diagnóstico?

Caso Clínico 05. Um homem de 58 anos procurou assistência médica após apresentar fortes dores no peito acompanhadas de enjoo progressivo e vômito. Foram realizados exames laboratoriais, eletrocardiograma e raio-X de tórax para avaliação de possível comprometimento cardíaco. Após interpretação dos resultados foi diagnosticado infarto agudo do miocárdio e o homem foi internado para estabilização do quadro e preparo para angiografia. Ele relatou ter perdido o pai e o tio de doença cardíaca e que há 10 anos toma vinho tinto todos os dias pois ouviu falar que evitaria infarto. Sabe-se que a formação de placa de ateroma é o principal fator para a ocorrência do episódio de infarto e sua formação está associada, dentre outros fatores, ao estresse oxidativo. Neste contexto, associe as informações relatadas no caso e explique como pode ocorrer o estresse oxidativo (produção X remoção de ERO) e seus possíveis danos à célula.

Respostas das questões de múltipla escolha

01. Alternativa (a) Degeneração hidrópica. A degeneração hidrópica é caracterizada pelo acúmulo intracelular de água com características típicas tanto na microscopia quanto na macroscopia. A degeneração gordurosa não está associada às infecções e o órgão apresenta-se amarelado e com consistência menos rígida. Necrose é uma lesão irreversível que caracteriza morte celular. A hiperplasia é um processo adaptativo em que ocorre o aumento do número de células no tecido.

02. Alternativa (e) Todas são verdadeiras. As alterações observadas na tumefação celular na microscopia eletrônica permitem associar as alterações estruturais com o comprometimento das funções das diferentes organelas e compartimentos celulares durante a instalação do processo de acúmulo intracelular de água. Ocorre a deformação das estruturas devido ao inchaço intracelular evidenciados pela perda de microvilosidade, edema citoplasmático, excesso de vesículas endoplasmáticas.

03. Alternativa (b) Alcoolismo. A presença de vacúolos lipídicos em muitos dos hepatócitos é evidência de esteatose hepática, também denominada de degeneração gordurosa do fígado. A falta de atividade física não causa danos diretos ao metabolismo hepático. A ingestão contínua de álcool (hepatotoxina) representa uma toxicidade importante ao tecido hepático que justifica a esteatose hepática e explica o comprometimento na produção de albumina sérica pelo órgão, o que é um achado comum na lesão hepática induzida pelo álcool. O uso de anfetamina e o tabagismo agridem prioritariamente o tecido nervoso e pulmonar, respectivamente, e, desta forma, não estão relacionados com achados hepáticos relevantes.

04. Alternativa (c) Amolecido, aumentado e amarelado. Na degeneração gordurosa, o órgão geralmente apresenta volume aumentado (sinal clínico), maior fragilidade (aspecto mais amolecido) e coloração amarelada. Amarela deve-se ao caroteno ou lipocromo, que são pigmentos vegetais associados à gordura.

05. Alternativa (c) Ocorrem tanto com substâncias normais quanto anormais. O acúmulo intracelular de substâncias, também denominado de degeneração, é observado em distúrbios no metabolismo celular. Este acúmulo pode envolver uma substância normal (endógena), como água, lipídios, proteínas e carboidratos, que se acumula em excesso ou uma substância anormal (exógena, como minerais e toxinas de agentes infecciosos, ou endógena, produto de síntese ou metabolismo anormal) em condições patológicas do organismo.

06. Alternativa a) Degeneração hialina. A degeneração hialina pode ocorrer em várias condições patológicas sendo comum em lesões renais, como na glomerulonefrite. A glomerulonefrite resulta em danos à função de filtração dos rins, levando à perda de proteínas e sangue na urina, bem como à retenção de substâncias nocivas no sangue, como a creatinina. A degeneração mucosa e amiloide estão associadas ao acúmulo de proteínas mucosas e anormais, respectivamente, e não envolvem doença renal. A degeneração gordurosa é o acúmulo de triglicerídeos e a hidrópica de água.

07. Alternativa (b) Hemossiderina. O carbono e a tinta são pigmentos exógenos. O carbono compõe a poluição do ar e seu acúmulo intracelular nos macrófagos acomete os pulmões (antracose). A tinta da tatuagem é inoculada por macrófagos que permanecem na derme. A lipofuscina é um pigmento endógeno castanho-amarelado derivada da peroxidação de lipídios poli-insaturados de membranas subcelulares, não é nociva para as células e representa um indicativo de lesão por radicais livres e peroxidação lipídica. A melanina é um pigmento preto-acastanhado derivado da oxidação da tirosina nos melanócitos e pode estar acumulada na pele, tecido conjuntivo e cartilagem (ocronose). A hemossiderina é um pigmento amarelo ou acastanhado, derivado da hemoglobina, sendo a principal forma de armazenamento do ferro (ferritina). A hemossiderose, então, caracteriza o acúmulo excessivo de hemossiderina e está associado a condições patológicas como absorção aumentada de ferro alimentar, anemias hemolíticas e transfusões repetidas.

08. Alternativa (a) diminuição da fosforilação oxidativa – aumento da glicólise anaeróbica – acúmulo de ácido lático – diminuição do pH intracelular – comprometimento funcional de enzimas. A isquemia (falta de suprimento sanguíneo) é uma das causas da depleção de ATP pois compromete a fosforilação oxidativa que ocorre na mitocôndria como principal processo de produção de ATP celular. Com a depleção de ATP ocorre: 1) redução da atividade da bomba de sódio (Na+, K+ ATPase) na membrana plasmática e, consequente entrada de sódio e difusão do potássio para fora da célula. Com o aumento intracelular de soluto, há um ganho isosmótico de água, causando tumefação celular e dilatação do retículo endoplasmático; 2) aumento da glicólise anaeróbica como fonte alternativa de geração de ATP através do metabolismo da glicose derivada do glicogênio. Como consequência, as reservas de glicogênio são consumidas e esse processo resulta no acúmulo de ácido lático que diminui o pH intracelular, resultando na redução da atividade de muitas enzimas celulares, podendo levar até mesmo a agregação da cromatina nuclear. 3) desprendimento dos ribossomos do retículo endoplasmático granular (REG) e dissociação dos polissomos, que leva ao comprometimento da síntese de proteína. Essa desordem na estrutura/funções das proteínas pode gerar acúmulo de lipídios. Por fim, vale ressaltar que o dano irreversível membranas lisossômicas leva a célula à morte.

09. Alternativa (a) Influxo de Cálcio. O cálcio intracelular está em concentrações muito baixas quando comparado com seus níveis extracelulares. Uma pequena parte deste íon está livre no citosol e a maior parte está sequestrada nas mitocôndrias e no retículo endoplasmático. Alguns agentes nocivos (isquemia, toxinas) causam aumento de cálcio intracelular, que ocorre tanto por causa da sua liberação intracelularmente dos locais de armazenagem quanto pelo seu influxo através da membrana plasmática. Esse aumento do Ca2+ causa lesão celular por dano mitocondrial (abertura dos poros de transição de permeabilidade mitocondrial), levando a depleção de ATP. Além disso, resultam também na indução da apoptose pela ativação direta das caspases e pelo aumento da permeabilidade mitocondrial (será abordado adiante).

10. Alternativa (a) Espécies reativas de oxigênio (ERO). A lesão celular induzida por radicais livres, particularmente as espécies reativas de oxigênio (ERO), é um importante mecanismo de dano celular em muitas condições patológicas.

Respostas dos Casos Clínicos

Caso Clínico 01. A provável alteração microscópica nos tecidos do paciente é a degeneração hidrópica. Esta é uma condição de lesão celular reversível na qual as células incham devido ao acúmulo de líquido intracelular. A degeneração hidrópica é causada pela asfixia por vários mecanismos. Durante a asfixia, a diminuição do suprimento de oxigênio (hipóxia) para os tecidos leva a danos nas membranas celulares e ao aumento de sua permeabilidade, resultando na entrada de água e eletrólitos para o interior das células. No caso desta mulher, a asfixia causada pela inalação dos vapores tóxicos da tinta levou à degeneração hidrópica em vários órgãos, incluindo o cérebro e os pulmões. Essas alterações contribuíram para a falha dos órgãos e a morte.

Caso Clínico 02. O caso refere um quadro de esteatose hepática que é uma condição na qual há acúmulo anormal de gordura nos hepatócitos. Esta condição está associada ao consumo excessivo de álcool, mas também pode ocorrer em casos de desnutrição proteica. Assim, o caso traz dois importantes fatores que causam a lesão hepática, evidenciada pela ascite (acúmulo de líquido abdominal) e proteínas séricas diminuídas. A esteatose ou degeneração gordurosa é definida como uma lesão celular reversível que acomete principalmente o fígado, podendo atingir outros órgãos. Outras causas incluem: dieta rica em gordura, dislipidemias, hipotireoidismo, dentre outras.

Caso Clínico 03. A depleção persistente de ATP pode causar: 1) desprendimento dos ribossomos do retículo endoplasmático granular (REG) e dissociação dos polissomos, levando a redução da síntese de proteína; 2) diminuição da atividade da bomba de sódio e potássio, com influxo de cálcio, sódio e água, levando a tumefação celular, deformidades de membrana citoplasmática (perda de microvilosidades) e do retículo endoplasmático; e 3) aumento da glicólise anaeróbica (acúmulo de ácido láctico), levando a agregação da cromatina.

Caso Clínico 04. O provável diagnóstico é a Síndrome de Leigh (encefalomielopatia necrosante subaguda) é uma doença neurodegenerativa grave que afeta o sistema nervoso central e pode apresentar sintomas variáveis, que progridem com o tempo. É a doença mitocondrial mais frequente no primeiro ano de vida da criança, se manifestando geralmente entre 3 meses e 2 anos de idade. O dano mitocondrial pode ocorrer por diferentes causas: aumentos de Ca2+ citosólico, espécies reativas de oxigênio, hipóxia, toxinas, mas também por mutações em genes mitocondriais por herança genética. O maior comprometimento metabólico da lesão mitocondrial é a depleção de ATP, afinal a sua principal função é a produção desta molécula, que é a base da energia celular e orgânica.

Caso Clínico 05. Os radicais livres são produzidos em processos celulares vitais, tais como a produção de energia (mitocôndria) e são removidos pelos sistemas antioxidantes, não causando danos às células, considerado estado de homeostase. O estresse oxidativo surge quando há desequilíbrio entre a produção e remoção dos radicais livres. A formação dos radicais livres pode ocorrer por várias vias e dentre elas podemos destacar: reações de redução-oxidação (respiração celular nas mitocôndrias), absorção de energia de radiação ionizante (luz ultravioleta, raios-X), leucócitos ativados gerando ERO (processo inflamatório), reações intracelulares com metais de transição como o ferro e o cobre, reações que envolvem óxido nítrico (NO). Os radicais livres são naturalmente instáveis e decompõem-se espontaneamente. Além disso, as células desenvolveram múltiplos mecanismos antioxidantes enzimáticos (catalase, superóxido dismutases, glutationa peroxidase) e não enzimáticos (vitaminas lipossolúveis E e A, ácido ascórbico e glutationa). O vinho, por sua vez, apresenta um potencial antioxidante por meio do resveratrol que atua como quelante das EROs. Os danos provocados nas células pelos radicais livres incluem: danos diretos às membranas plasmáticas e das organelas (peroxidação lipídica), danos à estrutura das proteínas (oxidação das cadeias laterais de aminoácidos), lesões ao DNA (quebra dos filamentos únicos e duplos do DNA, da ligação cruzada dos filamentos e a formação de complexos de adição). O resultado da ação desses radicais livres são lesões que podem chegar aos processos de necrose e apoptose.

Capítulo 03

Lesões irreversíveis: necrose e apoptose

Juliana Almada Colucci Barros
Heder Frank Gianotto Estrela

Classifica-se uma lesão como irreversível a partir do momento em que ela atinge o chamado 'ponto de não retorno', o qual pode ser definido como um grau de lesão que, ao ser atingido, impossibilita a ação dos mecanismos de adaptação e reparação para que a célula continue viável. Não é possível apontar apenas um evento que determine a irreversibilidade de uma lesão celular. Embora os patologistas mais comumente utilizem o padrão morfológico de lesão tecidual para separar a lesão reversível da letal, as análises bioquímicas e moleculares tornam-se cada vez mais úteis em identificar nuances que podem indicar o destino daquela célula lesionada.

Os mecanismos de lesão celular irreversíveis, incluindo necrose e apoptose, são processos fundamentais na patologia celular e têm implicações importantes em diversas condições clínicas.

A necrose é uma forma de morte celular geralmente associada a lesões graves, como infarto, trauma físico, infecções severas e exposição a toxinas. Esse processo é caracterizado por um colapso descontrolado das funções celulares, levando à perda da integridade da membrana plasmática, inchaço celular e lise. O conteúdo intracelular, incluindo enzimas digestivas, é liberado no espaço extracelular, provocando resposta inflamatória intensa. Existem diferentes tipos de necrose, como a coagulativa, frequentemente observada em infartos de órgãos sólidos, onde a estrutura tecidual é preservada por algum tempo após a morte celular; e a liquefativa, comum em infartos cerebrais e infecções bacterianas, na qual o tecido é rapidamente digerido e forma-se um material liquefeito. Outros tipos incluem a necrose caseosa, típica da tuberculose; e a necrose gordurosa, associada à pancreatite aguda.

Por outro lado, a apoptose é uma forma de morte celular programada e regulada geneticamente, essencial para o desenvolvimento e manutenção da homeostase dos tecidos. Diferente da necrose, a apoptose não induz uma resposta inflamatória significativa, pois o processo é ordenado e envolve a fragmentação das células em corpos apoptóticos que são rapidamente fagocitados por células vizinhas ou macrófagos. A apoptose pode ser desencadeada por sinais internos, como danos ao DNA, ou externos, como a ativação de receptores de morte celular (ex.: Fas e TNF). As vias de apoptose incluem a via intrínseca, mediada pelas mitocôndrias e a liberação de citocromo c, e a via extrínseca, que envolve a ativação de receptores de morte na membrana celular.

Ambos os processos de morte celular desempenham papéis cruciais em condições fisiológicas e patológicas. Enquanto a necrose está geralmente associada a uma resposta inflamatória e a danos teciduais exacerbados, a apoptose é um mecanismo controlado que permite a eliminação de células indesejadas ou danificadas sem causar inflamação. No entanto, a desregulação de ambos os processos pode contribuir para várias doenças. Por exemplo, a inibição inadequada da apoptose pode resultar em câncer, enquanto a ativação excessiva pode contribuir para doenças neurodegenerativas e autoimunes. Da mesma forma, a necrose descontrolada pode levar a lesões teciduais extensas e disfunção orgânica, destacando a importância do entendimento desses mecanismos na medicina clínica.

Questões de múltipla escolha

01. Um paciente de 58 anos chega ao pronto atendimento com dor opressiva no lado esquerdo do peito, irradiando para o membro superior esquerdo. Após análises laboratoriais e exame físico, constatou-se que o paciente apresentava infarto agudo do miocárdio com perda de tecido cardíaco viável. Considerando o quadro apresentado, qual o tipo de morte celular é predominante nesta condição?

a) Apoptose.
b) Autofagia.
c) Necrose coagulativa.
d) Necrose liquefativa.
e) Necrose fibrinoide.

---

02. Uma biópsia hepática de um paciente com hepatite viral crônica revela apoptose de hepatócitos. Assinale a alternativa que apresenta o marcador mais indicativo de apoptose neste caso.

a) Perda da integridade da membrana plasmática.
b) Presença de edema celular.
c) Clivagem de DNA em fragmentos nucleossomais.
d) Formação de corpúsculos de Mallory.
e) Calcificação distrófica.

---

03. Um paciente sofreu um acidente vascular cerebral isquêmico e seu cérebro apresenta uma área de tecido liquefeito. Qual tipo de necrose é essa?

a) Necrose gordurosa.
b) Necrose caseosa.
c) Necrose fibrinoide.
d) Necrose liquefativa.
e) Necrose coagulativa.

---

04. Durante uma pancreatite aguda, ocorre necrose gordurosa no tecido adiposo peripancreático. Qual é a principal causa dessa necrose?

a) Apoptose mediada por TNF.
b) Destruição de lipídios por lipases pancreáticas.
c) Deposição de amiloide.
d) Isquemia prolongada.
e) Infecção bacteriana direta.

05. A síndrome de Turner é uma anomalia dos cromossomas sexuais em que as meninas nascem com um dos cromossomos X parcial ou completamente ausente. Uma criança com síndrome de Turner apresenta células com anormalidades cromossômicas entrando em apoptose. Qual via de apoptose é provavelmente ativada?

a) Via da necrose.
b) Via extrínseca de apoptose.
c) Autofagia.
d) Via intrínseca de apoptose.
e) Via de necroptose.

06. O desastre de Chernobyl foi um acidente nuclear catastrófico ocorrido entre 25 e 26 de abril de 1986 no reator nuclear nº 4 da Usina Nuclear de Chernobyl, perto da cidade de Pripyat, no norte da Ucrânia Soviética, próximo da fronteira com a Bielorrússia. As pessoas trabalhando na usina no momento do acidente receberam doses significativamente elevadas de radiação. Mais de 30 trabalhadores e socorristas morreram meses após o acidente, e muitos sofreram doença por radiação aguda. Lesões dos tecidos por radiações ionizantes variam de acordo com a quantidade da radiação, extensão da exposição, tipo da radiação e a parte do corpo que foi exposta. Após exposição à radiação ionizante, células mostram sinais de apoptose. Qual proteína é crucial neste processo de morte celular?

a) NF-kB.
b) Bcl-2.
c) Caspase-3.
d) Mdm2.
e) HIF-1.

07. Em uma biópsia renal de um paciente com glomerulonefrite, observa-se necrose fibrinoide. Qual é a característica histológica dessa necrose?

a) Células fantasmas e arquitetura preservada.
b) Degradação enzimática com formação de cistos.
c) Material eosinofílico amorfo nas paredes dos vasos.
d) Granulomas com material necrótico caseoso.
e) Morte celular programada com corpos apoptóticos.

08. O termo quimioterapia antineoplásica refere-se ao tratamento de doenças por substâncias químicas que afetam o funcionamento celular. Muitas das drogas quimioterápicas são utilizadas com o objetivo de eliminar as células tumorais, provocando inviabilidade das mesmas. Um paciente com câncer de pulmão apresenta apoptose das células tumorais após uma sessão de quimioterapia. Neste caso, assinale a alternativa que indica corretamente o mecanismo celular ativado pela quimioterapia:

a) Inibição da autofagia.
b) Inibição da necrose.
c) Ativação do p53.
d) Ativação da via do TNF.
e) Ativação do fator de crescimento EGF.

09. Em um paciente com tuberculose, observa-se necrose caseosa em um granuloma pulmonar. Qual é a característica dessa necrose?

a) Presença de cristais de colesterol.
b) Arquitetura tecidual preservada.
c) Material granular eosinofílico e amorfo.
d) Fibrose intensa sem necrose.
e) Formação de abscesso.

10. Em um paciente com acidente vascular cerebral hemorrágico, observa-se apoptose dos neurônios. Qual evento inicial é responsável pela ativação da apoptose nestes casos?

a) Lesão ao DNA mediada por radicais livres.
b) Ativação da via de necroptose.
c) Ativação da protease calpaína.
d) Formação de poros na membrana celular.
e) Estímulo inflamatório direto.

Casos Clínicos

Caso Clínico 01. Uma mulher de 45 anos, é admitida no pronto-socorro com dor abdominal intensa e vômitos há 12 horas. Ela relata uma história de dor abdominal crônica recorrente nos últimos meses, mas desta vez a dor é mais intensa e localizada no quadrante superior direito do abdômen. Diante da suspeita de um quadro de colecistite aguda, a paciente é submetida a uma ultrassonografia abdominal, que confirma a presença de cálculos na vesícula biliar, acompanhados por espessamento da parede da vesícula e sinais de inflamação localizada. Após 24h de tratamento conservador, a paciente continua a apresentar dor abdominal intensa com piora progressiva do quadro clínico. Novos exames laboratoriais revelam elevação das enzimas hepáticas e aumento dos níveis de bilirrubina direta. Diante da suspeita de complicações da colecistite aguda, uma tomografia computadorizada de abdômen é realizada, mostrando evidências de necrose coagulativa da parede da vesícula biliar, sem sinais de perfuração. Descreva os mecanismos patológicos que envolvem o desenvolvimento de necrose coagulativa na vesícula biliar desta paciente.

Caso Clínico 02. Um homem de 38 anos, sem histórico médico significativo prévio, procura seu médico de família devido a fadiga persistente e desconforto abdominal leve no quadrante superior direito há vários meses. Ele também relata uma perda de apetite gradual e episódios esporádicos de náusea. No exame físico, o médico observa icterícia leve da pele e escleróticas. Diante dos sintomas persistentes e da suspeita de doença hepática, o médico solicita uma série de exames laboratoriais, incluindo testes de função hepática e marcadores virais. Os resultados mostram elevação das enzimas hepáticas, especialmente aminotransferases, e a presença de marcadores sorológicos positivos para hepatite B crônica. Para uma avaliação mais detalhada do estado do fígado é realizada uma biópsia hepática. A análise histopatológica revela inflamação crônica do parênquima hepático, com infiltrado de linfócitos, e a presença de hepatócitos em apoptose. Descreva os sinais morfológicos e moleculares que permitem fazer a distinção entre apoptose e necrose nesta condição.

Caso Clínico 03. Um homem de 65 anos, com histórico de hipertensão arterial e diabetes mellitus controlados com medicação, apresenta-se ao pronto-socorro com fraqueza súbita no lado direito do corpo e dificuldade para falar. Ele relata que os sintomas começaram cerca de uma hora antes de procurar ajuda médica. No exame físico, o paciente apresenta hemiparesia direita e afasia expressiva. Uma tomografia computadorizada (TC) de crânio é realizada, mostrando evidências de infarto cerebral agudo em território da artéria cerebral média esquerda. Explique os eventos celulares e teciduais que levam a este tipo de necrose no cérebro.

Caso Clínico 04. Um homem de 52 anos, sem histórico médico significativo, apresenta-se ao pronto-socorro com tosse persistente, perda de peso não-intencional, febre vespertina e sudorese noturna há três meses. Ele também relata hemoptise ocasional e fadiga progressiva. No exame físico, o paciente está emaciado, com crepitações audíveis nos lobos superiores dos pulmões. Diante da suspeita de tuberculose (TB), são realizados exames laboratoriais, incluindo baciloscopia de escarro e teste tuberculínico (PPD). A baciloscopia de escarro revela a presença de bacilos álcool-ácido resistentes (BAAR) e o teste tuberculínico apresenta uma reação fortemente positiva. A radiografia de tórax mostra cavidades nos lobos superiores, típicas de TB pulmonar avançada. Para confirmação diagnóstica e avaliação da extensão da doença, é realizada uma biópsia pulmonar guiada por broncoscopia. A análise histopatológica da amostra de tecido revela a presença de granulomas com necrose caseosa central, rodeados por uma parede de células epitelioides e células gigantes multinucleadas (células de Langhans). Explique os achados histopatológicos encontrados na amostra e descreva a necrose caseosa identificada.

Caso Clínico 05. Um paciente com câncer de pulmão em estágio avançado está recebendo quimioterapia. Discuta como a quimioterapia pode induzir apoptose nas células tumorais, incluindo os principais sinais moleculares associados.

Respostas das questões de múltipla escolha

01. Alternativa (c) Necrose coagulativa. A necrose de coagulação é característica de infartos (áreas de necrose isquêmica) em todos os órgãos sólidos, exceto o cérebro. Neste tipo de necrose, a arquitetura básica dos tecidos mortos é preservada por, pelo menos, alguns dias e os tecidos afetados adquirem textura firme. A lesão desnatura não apenas as proteínas estruturais, como também as enzimas, bloqueando assim a proteólise das células mortas; como resultado, células anucleadas e eosinofílicas persistem por dias ou semanas. Finalmente, leucócitos são recrutados para o sítio da necrose e suas enzimas lisossômicas digerem as células mortas. Os restos celulares são removidos por fagocitose.

02. Alternativa (c) Clivagem de DNA em fragmentos nucleossomais. A clivagem de DNA em fragmentos nucleossomais é o marcador mais indicativo de apoptose. Durante a apoptose, o DNA é clivado em múltiplos pontos, resultando em fragmentos nucleossomais característicos. Esse processo é mediado por endonucleases ativadas pelas caspases, proporcionando um padrão típico de fragmentação de DNA, visualizável por técnicas como eletroforese em gel. A perda da integridade da membrana plasmática (a) é uma característica da necrose, não da apoptose, assim como o edema celular (b). A formação de corpúsculos de Mallory (d) está comumente associada a doenças hepáticas como hepatite alcoólica, mas não representa um marcador de apoptose. Já a calcificação distrófica (e) ocorre em tecidos danificados ou mortos, frequentemente na necrose. É um processo em que o cálcio se deposita nas áreas de necrose, mas não é uma característica da apoptose.

03. Alternativa (d) Necrose liquefativa. A necrose liquefativa é comum em infartos cerebrais, onde a digestão enzimática rápida resulta em um tecido liquefeito.

04. Alternativa (b) Destruição de lipídios por lipases pancreáticas. Na pancreatite aguda ocorre uma liberação excessiva de enzimas pancreáticas, incluindo lipases, devido à inflamação do pâncreas. Essas lipases começam a digerir os tecidos circundantes, incluindo o tecido adiposo, resultando na necrose gordurosa. O TNF (fator de necrose tumoral) (a) está mais associado à indução de inflamação e necrose do que à apoptose. A deposição de amiloide (c) mais associada a condições como a amiloidose e não é um mecanismo conhecido por causar necrose gordurosa durante a pancreatite aguda. A isquemia prolongada (d), embora possa contribuir para a pancreatite aguda em casos graves, não é o principal fator desencadeante da necrose gordurosa. Por fim, ainda que infecção bacteriana direta (e) possa complicar casos de pancreatite aguda, a necrose gordurosa no tecido adiposo peripancreático é predominantemente causada pela ação enzimática das lipases pancreáticas.

05. Alternativa (d) Via intrínseca de apoptose. Anormalidades internas como danos ao DNA frequentemente ativam a via intrínseca de apoptose, mediada pelas mitocôndrias. Na síndrome de Turner, as células frequentemente apresentam anormalidades cromossômicas devido à monossomia do cromossomo X, o que pode desencadear a via intrínseca de apoptose para eliminar células danificadas ou com mutações genéticas. A via da necrose (a) é um processo de morte celular desordenado e inflamatório que não está associado à síndrome de Turner, que é uma condição genética. A via extrínseca de apoptose (b) é aquela acionada por sinais externos, ativada por ligantes específicos aos receptores de morte celular na membrana celular. Não é a via mais provável de apoptose em células com anormalidades cromossômicas. A autofagia (c) é um processo de reciclagem celular que pode ser ativado em resposta a várias condições de estresse, mas não é o principal mecanismo de eliminação de células com anormalidades genéticas. A via de necroptose (e) é uma forma de morte celular programada que compartilha características tanto da apoptose quanto da necrose, mas não é a via mais relevante neste caso por ter um aspecto mais inflamatório.

06. Alternativa (c) Caspase-3. A caspase-3 é uma protease crucial no processo de apoptose sendo uma das principais efetuadoras da via intrínseca. Esta protease é responsável pela clivagem de várias proteínas celulares e pelo desmantelamento da célula durante a apoptose induzida pela radiação. O NF-kB (a) é um fator de transcrição que desempenha um papel importante na regulação da resposta inflamatória e na sobrevivência celular. Embora possa estar envolvido em alguns aspectos da resposta celular à radiação, não é diretamente crucial no processo de apoptose. O Bcl-2 (b) é uma proteína antiapoptótica que atua inibindo a liberação de citocromo c das mitocôndrias e impedindo a ativação das caspases. Sua função é, portanto, antiapoptótica. O Mdm2 (*murine doble minute* 2) (d) é uma proteína que regula a atividade do gene supressor de tumor p53, geralmente inibindo sua atividade. Embora p53 seja importante na resposta ao estresse celular, Mdm2 não é diretamente envolvido na execução da apoptose. Já o HIF-1 (fator induzível por hipóxia) (e) é um fator de transcrição importante na resposta celular à hipóxia, regulando genes envolvidos na adaptação celular à falta de oxigênio. Não está diretamente envolvido na apoptose induzida pela radiação.

07. Alternativa (c) Material eosinofílico amorfo nas paredes dos vasos. A necrose fibrinoide é caracterizada pela deposição de material eosinofílico amorfo nas paredes dos vasos sanguíneos. Esse material é composto principalmente por fibrina e proteínas plasmáticas, e é tipicamente visto em condições de inflamação vascular, como na glomerulonefrite. Células fantasmas e arquitetura preservada (a) representam um padrão histológico associado à necrose coagulativa, não à necrose fibrinoide. Degradação enzimática com formação de cistos (b) descreve mais o processo de necrose liquefativa, não a necrose fibrinoide. Granulomas com material necrótico caseoso (d) estão mais associados à necrose caseosa, comumente vista em condições como a tuberculose. Morte celular programada com corpos apoptóticos (e) é uma descrição da apoptose, um processo de morte celular programada, diferente da necrose.

08. Alternativa (c) Ativação do p53. O p53 é um gene supressor de tumor que desempenha um papel crucial na regulação da resposta ao estresse celular, incluindo danos ao DNA. A quimioterapia antineoplásica frequentemente induz danos ao DNA nas células tumorais, levando à ativação do p53, que, por sua vez, induz a apoptose nestas células. Inibição da autofagia (a): a autofagia é um processo de degradação e reciclagem celular que pode ser ativado em condições de estresse, como a quimioterapia, para promover a sobrevivência celular; portanto, a quimioterapia geralmente não inibe, mas pode até mesmo induzir a autofagia. Inibição da necrose (b): a necrose é uma forma de morte celular desordenada que não é diretamente alvo da quimioterapia, uma vez que a necrose está relacionada ao desencadeamento de inflamação, processo que seria indesejável nesta situação. Ativação da via do TNF (d): o fator de necrose tumoral (TNF) é uma citocina pró-inflamatória que pode desencadear apoptose ou necrose, dependendo do contexto; no entanto, a quimioterapia geralmente não ativa diretamente a via do TNF como seu principal mecanismo de ação. O fator de crescimento epidérmico EGF (e) é uma proteína que estimula o crescimento celular e a proliferação; não está diretamente envolvido na indução da apoptose pela quimioterapia.

09. Alternativa (c) Material granular eosinofílico e amorfo. A necrose caseosa é caracterizada por uma área central de material necrótico granular, eosinofílico e amorfo, frequentemente circundada por uma parede de células epiteliais e células gigantes multinucleadas. Essa característica é típica de granulomas de tuberculose. A presença de cristais de colesterol (a) descreveria a necrose gordurosa, não a necrose caseosa. Na necrose gordurosa, há a presença de cristais de colesterol dentro do tecido necrótico, comumente observados em condições como a pancreatite. Arquitetura tecidual preservada (b) é um padrão associado à necrose coagulativa, não à necrose caseosa. Na necrose coagulativa, a arquitetura tecidual é preservada por algum tempo após a morte celular, ao contrário da necrose caseosa, onde há destruição quase completa do tecido. Fibrose intensa sem necrose (d) indica um evento fibrótico, em que há deposição excessiva de tecido conjuntivo, geralmente como resposta a danos ou inflamação crônica. Não é característico de granulomas de tuberculose. Um abscesso (e) é uma coleção localizada de pus, que é uma mistura de células mortas, fluido e tecido necrótico. Embora a tuberculose possa, em alguns casos, levar à formação de abscessos, a necrose caseosa em um granuloma não é necessariamente sinônimo de formação de abscesso.

10. Alternativa (a) Lesão ao DNA mediada por radicais livres. Durante um acidente vascular cerebral hemorrágico, ocorre uma liberação de radicais livres de oxigênio devido à degradação do sangue extravasado. Esses radicais livres podem causar danos ao DNA dos neurônios, desencadeando a ativação da apoptose como uma resposta celular ao estresse oxidativo. A necroptose (b) é uma forma de morte celular programada que difere da apoptose. Embora possa ocorrer em condições de estresse celular, como durante um acidente vascular cerebral hemorrágico, não é o evento inicial responsável pela apoptose dos neurônios. A calpaína (c) é uma protease que pode desempenhar um papel na morte neuronal após lesões cerebrais agudas, como um acidente vascular cerebral hemorrágico. No entanto, a ativação da calpaína geralmente leva à morte celular por necrose, não por apoptose. A formação de poros na membrana celular (d) pode ser um evento subsequente na cascata de eventos que levam à apoptose, mas não é o evento inicial responsável pela ativação desse processo. O estímulo inflamatório direto (e) pode ocorrer durante um acidente vascular cerebral hemorrágico devido à presença de sangue extravasado no tecido cerebral. No entanto, o estímulo inflamatório geralmente desencadeia respostas como a necrose, não necessariamente a apoptose.

Repostas dos Casos Clínicos

Caso Clínico 01. Neste caso, a paciente apresenta um quadro de colecistite aguda complicada por necrose coagulativa da parede da vesícula biliar. A necrose coagulativa ocorre devido à isquemia, que neste caso é causada pela obstrução do fluxo sanguíneo na parede da vesícula biliar pelos cálculos, levando à depleção de ATP e ao acúmulo de íons cálcio intracelular. Esse processo resulta na ativação de enzimas degradativas, levando à perda da integridade da membrana celular e desnaturação de proteínas, o que preserva temporariamente a arquitetura tecidual. Se não tratada prontamente, a necrose coagulativa pode evoluir para complicações mais graves, como a perfuração da vesícula biliar e peritonite.

Caso Clínico 02. Apoptose (características morfológicas):

Encolhimento celular: os hepatócitos em apoptose tendem a encolher, resultando em uma aparência mais compacta.

Fragmentação do núcleo: o núcleo dos hepatócitos em apoptose apresenta fragmentação nuclear, formando corpos apoptóticos.

Membrana plasmática intacta: a integridade da membrana plasmática é geralmente preservada durante a apoptose.

Ausência de inflamação: a apoptose não desencadeia uma resposta inflamatória significativa.

Apoptose (características moleculares):

Ativação de caspases: A apoptose é mediada pela ativação de caspases, que são proteases responsáveis pela clivagem de proteínas celulares e indução da morte celular programada.

Inibição da autofagia: A apoptose geralmente é acompanhada pela inibição da autofagia, um processo de reciclagem celular.

Necrose (características morfológicas):

Inchaço celular: Os hepatócitos em necrose tendem a inchar devido ao influxo de água e eletrólitos, resultando em uma aparência aumentada.

Ruptura da membrana plasmática: Na necrose, ocorre ruptura da membrana plasmática, levando à liberação de conteúdo celular no ambiente circundante.

Inflamação: A necrose geralmente desencadeia uma resposta inflamatória local, com infiltração de células inflamatórias, como neutrófilos e macrófagos.

Necrose (características moleculares):

Liberação de DAMPs: Durante a necrose, ocorre a liberação de moléculas associadas a danos, conhecidas como DAMPs, que podem desencadear uma resposta inflamatória.

Ativação de enzimas degradativas: Na necrose, ocorre a ativação de enzimas degradativas, como proteases e nucleases, que promovem a degradação celular não programada.

Caso Clínico 03. A morte por hipóxia de células dentro do sistema nervoso central, com frequência leva a necrose liquefativa. Após a lesão, ocorre um influxo de leucócitos, principalmente neutrófilos, para o local afetado. Essas células inflamatórias liberam enzimas proteolíticas e oxidativas como parte da resposta inflamatória, visando remover tecido danificado e combater a infecção. As enzimas proteolíticas liberadas pelos leucócitos, como as metaloproteinases e as serina proteases, começam a digerir as proteínas estruturais e funcionais das células cerebrais, resultando na quebra de ligações peptídicas e na degradação de proteínas. Outro resultado da atividade enzimática, é degradação celular, que produz um líquido necrótico rico em detritos celulares, proteínas e fragmentos celulares. À medida que a necrose liquefativa progride, os macrófagos são recrutados para o local da lesão para fagocitar e remover os detritos celulares. Os macrófagos englobam os restos celulares e os fragmentos de tecido necrótico, contribuindo para a limpeza do local da lesão e para a resolução da inflamação.

Caso Clínico 04. A necrose caseosa central dos granulomas consiste em um material eosinofílico granular e amorfo, com uma aparência semelhante a queijo (daí o termo "caseosa"). Este material necrótico é composto por restos celulares e proteínas desnaturadas. Ao redor da área central de necrose, encontram-se células epitelioides (macrófagos ativados que assumem uma forma epitelial) e células gigantes de Langhans (células multinucleadas formadas pela fusão de macrófagos). Diferente da necrose coagulativa, a necrose caseosa não preserva a arquitetura original do tecido, resultando em uma massa de detritos celulares sem forma definida. Além dos macrófagos e células gigantes, há um infiltrado de linfócitos circundando os granulomas, indicando uma resposta imunológica crônica. Significado clínico: a necrose caseosa é indicativa de uma resposta imunológica específica à infecção pelo *Mycobacterium tuberculosis*. A formação de granulomas com necrose caseosa é uma tentativa do sistema imunológico de conter e isolar a infecção, evitando a disseminação dos bacilos. No entanto, a presença de necrose caseosa central também indica a destruição do tecido pulmonar, o que pode resultar em cavitações observadas na radiografia de tórax.

Caso Clínico 05. A quimioterapia, uma estratégia comum para tratar cânceres como de pulmão avançado, visa eliminar células tumorais induzindo apoptose, um processo de morte celular programada. Este processo é regulado por sinais moleculares específicos. A indução de apoptose pela quimioterapia envolve danos ao DNA das células tumorais, ativação da proteína p53, promovendo a transcrição de genes pró-apoptóticos como BAX, facilitando a liberação de citocromo c das mitocôndrias e ativando a cascata de caspases. Além disso, quimioterapia altera o equilíbrio entre proteínas anti-apoptóticas (Bcl-2) e pró-apoptóticas (BAX), favorecendo a apoptose. Os sinais moleculares da apoptose que podem ser identificados são fragmentação do DNA, externalização da fosfatidilserina, ativação das caspases e alterações mitocondriais.

Capítulo 04

Envelhecimento

Rodrigo Alessandro Riemma Vela
Danila Torres Leite

O envelhecimento certamente é um assunto de interesse geral, uma vez que inevitavelmente afeta a todos nós, mesmo considerando indivíduos classificados como jovens, ou seja, abaixo de 60 anos. Isso porque quando falamos em envelhecimento devemos olhar inicialmente para as células, pois o conceito de envelhecimento, ou senescência, envolve processos particulares de cada célula, ocorrendo ainda em idades muito precoces.

Dados do IBGE (Instituto Brasileiro de Geografia e Estatística) de 2019 mostram que a expectativa de vida do brasileiro, para este ano, é de 76,6 anos; com expectativa de ultrapassar 80 anos em pouco tempo. Isso demonstra que mesmo que os processos envolvidos no envelhecimento continuem a acontecer, é possível diminuir sua progressão e até mesmo minimizar seus efeitos.

Podemos definir o envelhecimento como sendo o resultado da diminuição constante e progressiva do tempo (expectativa) de vida e da capacidade fisiológica individual de cada célula. Isso ocorre pois quanto mais tempo um indivíduo vive, mais as células sofrem ação de interferentes internos e externos degradando seus componentes, diminuindo assim suas capacidades funcionais e de reparo. Diante disso, reconhecemos três mecanismos essenciais envolvidos na senescência celular: lesões ambientais e metabólicas, encurtamento de telômeros e homeostasia anormal de proteínas.

As lesões ambientais e metabólicas geram lesão no DNA. Por mais que nossas células tenham um mecanismo eficiente de reparo do material genético, ao longo do tempo é comum que esses mecanismos passem a falhar e a célula acumule grande número de mutações. O DNA é sensível a mutações provocadas por agentes químicos, como por exemplo fármacos; agentes biológicos, como os vírus; e físicos, como o raio X, que é um tipo de radiação ionizante. Quando o DNA sofre mutação, a consequência final mais importante é alteração da síntese proteica, diminuindo sua transcrição, bloqueando ou alterando a característica da proteína. Proteínas alteradas reduzem o metabolismo celular reduzindo sua vida ou até mesmo levando a célula a entrar em apoptose, que foi comentada em outro capítulo.

Outro mecanismo importante relacionado ao envelhecimento celular é o encurtamento dos telômeros, que são uma curta, repetitiva e essencial sequência de DNA, localizada na extremidade de cada braço cromossômico. Uma das finalidades reconhecidas dos telômeros é a proteção da integridade do material genético. Toda vez que uma célula vai se dividir, por mitose ou meiose, previamente ocorre a duplicação do DNA, com exceção da região telomérica, pois estruturalmente essa região é diferente do DNA transcricional, não sendo assim reconhecida pelas enzimas DNA polimerases, sendo que apenas a enzima telomerase é responsável por duplicar essa região. O problema é que para células adultas, o gene que sintetiza a telomerase está inativado definitivamente, sendo impossível produzi-la. Com isso, a cada divisão celular, ocorre o encurtamento dos telômeros até que, em determinado momento, os telômeros estão tão curtos que impedem a continuidade da vida celular, levando-a a apoptose.

Por fim, o terceiro mecanismo envolvido na senescência é a homeostasia anormal de proteínas. Vários processos patológicos ao longo da vida celular atuam fazendo com que as proteínas percam sua eficácia e em certas condições até mesmo sejam inativadas. As enzimas, proteínas metabólicas, são sensíveis a alterações de pH e temperatura, os quais são alterados por inúmeros fatores, incluindo processos patológicos. Alterações enzimáticas levam a outras alterações metabólicas, acarretando mal funcionamento celular e até a morte. Além das enzimas, as proteínas estão presentes no citoesqueleto celular. É comum que esse componente sofra um desgaste e a célula precise repará-lo, mas ao longo do tempo esse reparo vai sendo cada vez mais ineficiente, devido aos fatores anteriormente citados, acarretando vários distúrbios na célula. Com o declínio das funções celulares, é comum que proteínas passem a ter alterações na sua estrutura terciária, tornando-as ineficazes. Muitas vezes essas proteínas mal dobradas acumulam no citoplasma celular diminuindo seu metabolismo e até mesmo rompendo a membrana plasmática.

A somatória destes três fatores ao longo do tempo é responsável pelo declínio funcional das células. Como esse processo não é exclusivo de um só tecido, o processo se estende a todo o corpo, ocasionando declínio funcional generalizado. Com isso, o envelhecimento é o resultado de uma combinação inevitável: acúmulo de lesões celulares, diminuição exponencial da capacidade de duplicação celular e redução do reparo celular.

Questões de múltipla escolha

01. O termo sarcopenia descreve a perda muscular esquelética (diminuição da massa de fibras musculares) que está associada ao envelhecimento. Alguns definem essa condição como doença somente se ela estiver associada a alguma limitação funcional. Qual das alternativas abaixo descreve corretamente os processos patológicos envolvidos no texto acima?

a) Metaplasia e neoplasia.
b) Hiperplasia e apoptose.
c) Apoptose e hiperplasia.
d) Atrofia e senescência.
e) Hipertrofia e metaplasia.

02. Senescência é o processo natural de envelhecimento ao nível celular ou o conjunto de fenômenos associados a este processo. Sobre esse tema, julgue as afirmações abaixo:

I – Uma série de lesões metabólicas que se acumulam com o tempo resulta em lesão do DNA nuclear e mitocondrial. Embora a maioria das lesões de DNA seja reparada pelas enzimas de reparo, algumas persistem e se acumulam quando as células envelhecem.

II – Todas as células normais possuem capacidade limitada de replicação e, após um número fixo de divisões, estacionam em um estado terminal de não divisão. Isso está relacionado ao alongamento progressivo do telômero que ocorre a cada divisão celular.

III – As células tornam-se incapazes de manter uma homeostasia proteica normal, que afetam negativamente a sobrevivência, a replicação e as funções celulares. Além disso o acúmulo de proteínas mal dobradas pode iniciar as vias do apoptose. Assinale a alternativa que contém apenas afirmativas corretas e associadas à senescência.

a) Todas
b) I e II
c) I e III
d) Nenhuma
e) I e III

---

03. Os EROs (espécies reativas de oxigênio) são moléculas instáveis e extremamente reativas capazes de transformar outras moléculas com as quais colidem e são fatores que levam ao envelhecimento precoce de tecidos, pois:

a) causam lesão no DNA.
b) alteram a transcrição de proteínas.
c) clivam enzimas.
d) geram aumento metabólico
e) deflagram necrose.

---

04. Os telômeros são regiões terminais da molécula de DNA cuja finalidade reconhecida é a de proteger o DNA, diminuindo assim as taxas de mutações. Apesar desse importante efeito protetor do material genético, há uma outra importante associação com os telômeros. Qual seria essa associação?

a) Duplicação celular.
b) Senescência celular.
c) Reparo do DNA.
d) Silenciamento gênico.
e) Controle genômico.

---

05. Pesquisadores interessados em estudar senescência celular descobriram uma forma de aumentar a vida de uma célula. Para isso ativaram genes associados a síntese de telomerase. As células envolvidas tiveram longevidade maior que células sem alterações. O problema é que as células manipuladas começaram a apresentar diversas alterações genéticas e metabólicas, sendo que algumas delas até se tornaram tumorais. Isso ocorreu, pois, a senescência tem um papel de:

a) Promover a regeneração celular.
b) Prevenir o acúmulo de danos no DNA.
c) Estimular o crescimento celular.
d) Aumentar a produção de proteínas.
e) Inibir a replicação de DNA.

---

06. Células tronco são o objetivo de estudo e até de terapêutica de muitos pesquisadores e de muitos médicos. Isso devido a sua plasticidade, ou seja, sua capacidade de se diferenciar em outras células e até mesmo tecidos. Quanto menos diferenciada é uma célula tronco (ou mais inicial no desenvolvimento embrionário) mais plástica ela é. São encontradas, porém, apenas nos embriões, dificultado assim seu manejo de forma geral. Células tronco embrionárias também apresentam uma característica de serem praticamente imortais. Isso se deve ao fato de:

a) Reparem continuamente seu material genético, evitando mutações.
b) Terem alto catabolismo celular, necessitando alto gasto energético.
c) Necessitarem de alto consumo de carboidratos, tendo alto metabolismo.
d) Modificarem suas histonas, silenciando genes desnecessários.
e) Duplicarem seus telômeros, não tendo assim um limite de vida.

07. Pesquisas laboratoriais utilizam culturas celulares in vitro, pois são um modelo homogêneo, barato e simplificado para os experimentos de laboratório, além evitarem a utilização de modelos animais vivos. Uma das células utilizadas é da linhagem chamada HeLa, ótima para certas pesquisas pois apresenta alta velocidade de crescimento e capacidade ilimitada de divisão celular, permitindo que permaneça em cultura por muitos anos no mesmo laboratório. As células HeLa são provenientes de tumores, por isso apresentam a característica de "imortalidade", mesmo sendo adultas. Sabe-se que células tumorais apresentam várias mutações, mas em relação à "imortalidade" podemos afirmar que a HeLa:

a) consegue produzir enzimas novas de reparo de DNA.
b) inativa o gene p53, chamado gene sentinela celular.
c) apresenta os genes associados a síntese de telomerase ativos.
d) diminui suas taxas de transcrição e tradução, diminuindo seu metabolismo.
e) ativa a apoptose pela via receptor de morte.

08. A senescência ou envelhecimento celular faz parte de cada vez mais estudos, uma vez que também cresce o número de pessoas que buscam estratégias para diminuir ou prorrogar os efeitos do envelhecimento. O envelhecimento celular está associado a três fatores essenciais. Quais são eles:

a) Proliferação celular, metabolismo lipídico e processos de duplicação e divisão celular.
b) Produção de matriz extracelular, aumento da angiogênese e hiperplasia celular constante.
c) Alterações diversas no metabolismo energético, fragmentação do citoesqueleto e diminuição da síntese proteica.
d) Lesões ambientais e metabólicas, encurtamento de telômeros e homeostasia anormal de proteínas.
e) Proliferação celular descontrolada, inibição dos mecanismos de parada e ativação de oncogenes.

Casos Clínicos

Caso Clínico 01. Paciente do sexo feminino, branca, 43 anos, foi encaminhada à reumatologia por apresentar cabelos grisalhos desde os 16 anos. Paciente refere dores articulares desde os 28 anos, porém com piora nos últimos 4 anos. Nota-se várias deformações articulares em regiões variadas. Paciente relata ser portadora de hipotireoidismo e diabetes mellitus tipo 2, ambos sob controle, diagnosticados por volta dos 20 anos. Relata cansaço com atividades corriqueiras. No exame físico apresenta várias características de envelhecimento. Ao solicitar exame genético, foi diagnosticada com síndrome de Werner, popularmente chamada de progéria . Por que essa síndrome causa envelhecimento precoce?

Caso Clínico 02. Mulher branca de 60 anos procura um profissional de nutrição pois gostaria de diminuir os efeitos do envelhecimento em seu corpo. O profissional prontamente analisa seus exames, que já haviam sido solicitados por um médico, além de analisar sua rotina de atividade física e alimentação. A paciente é aconselhada a manter a atividade física e aumentar a ingestão de alimentos com potencial antioxidante. A paciente relata que sempre escutou que deveria ingerir esse tipo de alimento, mas ninguém nunca havia explicado o porquê. Explique para a paciente a relação entre antioxidantes e envelhecimento.

Caso Clínico 03. Paciente negro, sexo masculino, 72 anos, altura 185 centímetros e peso 88 quilograma; não tabagista e não etilista; procura atendimento médico devido a alterações musculares. O paciente relata que durante praticamente toda sua vida realizou atividades físicas regulares. Sempre teve uma alimentação que ele considera saudável, uma vez que sempre procurou seguir todas as orientações dos profissionais que o instruíram a esse respeito. Sua principal queixa é a perda gradual e lenta de peso e de sua capacidade funcional em relação à musculatura esquelética. Relata que essa perda ocorre mesmo que ele mantenha uma rotina de atividade física. O médico solicita diversos exames laboratoriais cujos resultados estão dentro da faixa de normalidade. O médico fala para o paciente que ele está com uma síndrome comum do envelhecimento, que ele não deve se preocupar, apesar de não existir uma cura. Qual é a síndrome e quais suas características?

Respostas das questões de múltipla escolha

01. Alternativa (d) Atrofia e senescência. Os mecanismos envolvidos no envelhecimento são chamados de senescência. No caso em questão, ocorre a atrofia, que é a diminuição da massa de fibras musculares.

02. Alternativa (c) I e III. A afirmativa II diz que todas as células normais possuem capacidade limitada de replicação. Porém isso não é verdade, pois as células tronco, principalmente as totipotentes, tem capacidade ilimitada de proliferação. Essa afirmação vale para células adultas. Outro erro é a afirmação de que a capacidade limitada de divisão está associada ao alongamento progressivo do telômero, sendo que na verdade essa capacidade está associada ao seu encurtamento.

03. Alternativa (a) causam lesão no DNA. Os EROs são moléculas muito reativas geradas por processos metabólicos. Devido sua reatividade podem interagir com a dupla fita de DNA clivando-a e gerando mutações.

04. Alternativa (b) Senescência celular. Ao longo das divisões celulares o DNA codificante dos cromossomos é duplicado, ao contrário do que ocorre com os telômeros, que são encurtados a cada divisão. Em determinado momento o encurtamento dos telômeros é tal que deflagra a morte celular.

05. Alternativa (b) Prevenir o acúmulo de danos no DNA. Ao longo da vida celular, muitos agentes podem causar danos no DNA. A célula tem um eficiente mecanismo de reparo, porém não é incomum que ele falhe. Com o decorrer dos anos, vários erros podem surgir e acumular, alterando a função celular. Como o encurtamento dos telômeros limita o tempo de vida celular, eles acabam por prevenir esse acúmulo de erros.

06. Alternativa (e) Duplicarem seus telômeros, não tendo assim um limite de vida. Como o encurtamento dos telômeros delimita o tempo de vida celular, células adultas tem um número finito de duplicações a realizar e assim um tempo de vida também finito. Células tronco embrionárias tem enzima telomerase ativa, sendo responsável por duplicar seus telômeros e assim, podendo se dividir praticamente para sempre.

07. Alternativa (c) Apresenta os genes associados a síntese de telomerase ativos. Como é a enzima telomerase a responsável pela duplicação dos telômeros e estes têm associação com o tempo de vida celular, podemos afirmar que uma das mutações presentes nas células HeLa é a ativação da telomerase, que está inativa em células adultas.

08. Alternativa (d) Lesões ambientais e metabólicas, encurtamento de telômeros e homeostasia anormal de proteínas. As lesões ambientais e metabólicas são responsáveis por causar mutações no DNA. Já o encurtamento dos telômeros diminui a expectativa de vida celular. Por fim, a homeostasia anormal de proteínas acarreta a diminuição funcional celular. A somatória dos três fatores leva à senescência celular.

Respostas dos Casos Clínicos

Caso Clínico 01. A síndrome de Werner é caracterizada pela diminuição precoce da atividade da telomerase, enzima que duplica os telômeros nas células tronco de todos os tecidos. Com isso, ocorre uma queda precoce da quantidade de células disponíveis para se duplicar e manter os tecidos em renovação, por diminuição da quantidade de células tronco presentes. Além disso, as células apresentam várias alterações, uma vez que há baixa renovação tecidual, fazendo com que estes tenham características de envelhecimento precoce, quadro compatível com a paciente em questão.

Caso Clínico 02. Os antioxidantes são compostos que se ligam aos radicais livres, compostos gerados pelo metabolismo celular. Os radicais livres são elementos altamente reativos, podendo reagir com o DNA, quebrando-o e provocando mutações. Como o acúmulo de mutações é responsável por diminuir o metabolismo celular e por vezes levar a célula até a morte, existe uma forte relação entre alterações no DNA e envelhecimento. Sendo assim, os radicais livres são responsáveis pelo envelhecimento celular. O consumo de antioxidantes diminuiu a quantidades dessa substância, diminuindo as taxas de senescência.

Caso Clínico 03. A síndrome em questão é a sarcopenia, caracterizada por perda de massa muscular com redução funcional devido à senescência. Como as fibras musculares esqueléticas apresentam baixas taxas de regeneração, ocorre um grande acúmulo de alterações ao longo da vida. Com o acúmulo dessas alterações, além de não ocorrer a duplicação celular, o metabolismo fica cada vez menor e as fibras musculares vão se tornando atróficas.

Capítulo 05

Carcinogênese e Neoplasias

Andreia Neves Comodo Navarro
Denise Barcelos

CARCINOGÊNESE

(Carcino = câncer e gênese = início)

Utilizamos este termo para estudar os processos que dão início a formação de tumores. Os tumores, também conhecidos como neoplasias, surgem em função de lesões no DNA da célula. Estas lesões são chamadas de mutações e ocorrem em regiões específicas do genoma. De maneira geral, podemos dividir o genoma em duas grandes regiões: as regiões não codificantes que representam aproximadamente 85% do nosso genoma e as regiões codificantes também conhecidas como gene. Os genes possuem informação genética, ou seja, possuem sequências que correspondem a proteínas, estas proteínas são responsáveis por todo o funcionamento do organismo, como proteínas estruturais, enzimas e anticorpos, por exemplo. Dentre todas estas proteínas, algumas estão associadas ao controle de processos como proliferação, diferenciação e apoptose. Mutações nestas proteínas alteram seu funcionamento e, com isso, podem desregular o funcionamento destes processos e o comportamento celular.

Os genes humanos são intercalados por regiões chamadas de éxons e íntrons, sendo que os primeiros correspondem a verdadeira informação codificante.

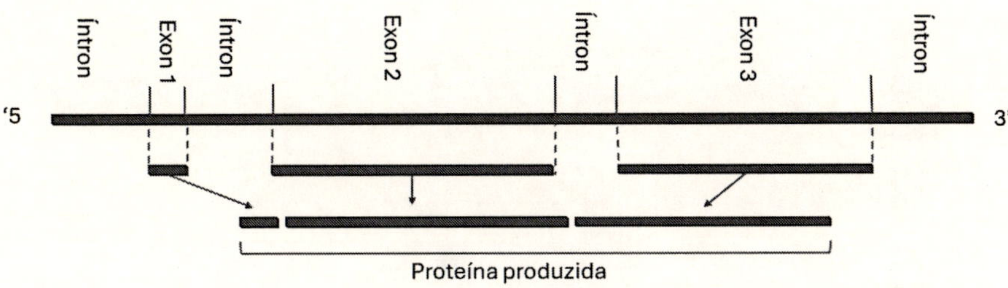

Figura 5.1: A figura mostra um esquema ilustrativo de um gene. O gene é formado e intercalado por regiões codificantes, chamadas de éxons, e não codificantes, chamadas de íntrons. Portanto, cada região do gene corresponde a uma parte da proteína, que quando mutada gera uma alteração nas células que passam a apresentar um comportamento diferente. Fonte: autor

Dentre os genes responsáveis pela formação de neoplasias podemos categorizar dois tipos principais: oncogenes e supressores de tumor.

ONCOGENES

O grupo de genes chamados de oncogenes (ou proto-oncogenes quando em estado fisiológico) são associados a ativação de processos proliferativos, como crescimento e regeneração, ou seja, situações de mitose.

São, em contexto fisiológico, ativados por fatores de crescimento que quando liberados no microambiente celular se ligam a receptores que ativam a divisão da célula, ou seja, fatores de crescimento ativam proteínas (geradas por proto-oncogenes), e assim, ativam a divisão celular.

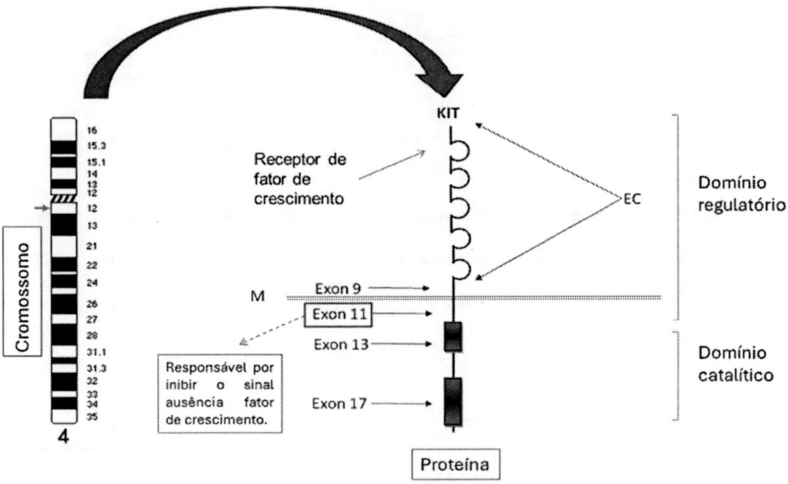

Figura 5.2: O esquema ilustrativo mostra a região do cromossomo responsável pela síntese da proteína chamada de kit (transcriptase reversa). O éxon 11 destacado pelo quadrado indica a região genômica mais frequente mutada em alguns tipos de tumores. M – Membrana plasmática. EC – Domínio Extra Celular da proteína, onde o ligante se liga no receptor de fator de crescimento para ativar a divisão celular. Fonte: autor

Quando ocorre mutação em algum éxon de proto-oncogene, a proteína sintetizada fica modificada e sinaliza de maneira diferente. No caso da proteína KIT, que é produzida por um gene de mesmo nome, mutações na região do éxon 11, ativam processos de divisão celular independentes da presença do fator de crescimento e dessa forma, a célula começa a se dividir de maneira independente e descontrolada.

GENES SUPRESSORES DE TUMOR

Estes genes são chamados assim, pois estão associados ao processo de apoptose quando em estado fisiológico. Este processo tem como função eliminar células alteradas e dessa forma, impedir que células avariadas possam replicar e se desenvolver. É um mecanismo fisiológico que ativa a morte programada de células alteradas.

Quando estes genes estão mutados e o mecanismo apoptótico não é ativado, células mutadas sofrem divisão celular sem controle.

Para que o processo apoptótico seja impedido, são necessárias duas mutações, uma em cada alelo.

ETAPAS DA CARCINOGENESE

A transformação de uma célula normal em célula neoplásica tem sido estudada por vários pesquisadores de modo a conhecer e, assim, inibir este processo. Atualmente sabemos que são necessárias três etapas para que uma célula possa ser considerada neoplásica. São elas: a iniciação, a promoção e a progressão.

Iniciação: Primeira etapa para o desenvolvimento neoplásico. Ocorre a interação do agente iniciador (químico, físico e/ou biológico) com o DNA da célula alvo. Estas células mutadas ou transformadas podem iniciar o processo de divisão celular, ou ficarem latentes até que algum evento estimule sua divisão. Estas alterações (mutações) não são reversíveis, ou seja, caso a célula inicie o processo de carcinogênese, a ação de outros genes ou proteínas que tentem reverter o processo é limitada. Exemplo disso são os tumores de pele, em que a alta exposição a luz UV pode ao longo do tempo causar danos irreversíveis ao DNA.

Agentes iniciadores	Exemplos
Químicos	Poluição, inseticidas (organofosforados), arsênico inorgânico em água de lençóis freáticos contaminados, alimentação, fumo etc.
Físicos	Radiação ultravioleta (UVA, UVB, UVC);
Biológicos	Vírus como HPV – papiloma vírus humano, EBV - vírus Epstein-Barr

Quadro 5.1: Tipos de agentes iniciadores

Promoção: Nesta etapa, há a expressão da alteração do genoma ocorrida na iniciação. Geralmente, os agentes promotores não interagem diretamente com o DNA da célula, mas afetam sua expressão. Os agentes promotores estimulam a proliferação celular, ocorrendo a expansão clonal das células iniciadas e a alteração do fenótipo.

Os agentes promotores interagem com receptores da membrana celular, receptores de fatores de crescimento, proteínas das membranas reguladoras de canais de íons e proteínas nucleares indutoras de mitose.

Alguns processos adaptativos e reversíveis como hipertrofia, metaplasia e regeneração podem atuar como agentes promotores, pois ativam diretamente a progressão celular, ativando genes de mitose (hiperplasia e regeneração) e de diferenciação (metaplasia).

Progressão: Nesta fase, o tecido da célula iniciada e promovida já está expresso em neoplasia, as alterações no genoma levam a elevada proliferação, capacidade de invasão, capacidade de produzir metástase e a alterações bioquímicas que são manifestações clínicas de uma neoplasia maligna.

Muitas vezes estes fatores são utilizados para auxiliar no diagnóstico, por exemplo, tumores de próstata ativam a produção aumentada de PSA, por isso níveis aumentados deste marcador são um dos indicativos da presença desse tipo de tumor.

NEOPLASIAS

O termo neoplasia significa neo=nova e plasia=formação. Ele indica que o genoma da célula neoplásica não é mais o mesmo, ou seja, alguma mutação genética ocorreu de modo que a célula começa a se comportar de maneira diferente.

De maneira simples, pode-se classificar clinicamente os tumores em duas categorias, benignos e malignos. Importante mencionar que esta classificação é clínica, ou seja, indica melhor ou pior prognóstico.

Como são dados os nomes dos tumores benignos? Com adição do sufixo -*oma* ao nome do tipo celular do qual o tumor se origina.

Célula de origem	Nome do tumor
Fibroblasto	Fibroblastoma
Adiposas (adipócitos)	Lipoma
Musculares estriadas	Rabdomioma

Célula de origem	Nome do tumor
Musculares lisas	Leiomioma
Óssea (osteoblasto)	Osteoma
Cartilagem (condrocito)	Condroma

Quadro 5.2

Outros termos associados a tumores benignos

Adenomas: Formam padrões glandulares. Necessário adicionar o local da lesão.

Papilomas: Crescem em qualquer superfície, pele ou de órgãos ocos (bexiga), são projeções macroscópicas ou microscópicas — "dedos".

Pólipos: Massa que se projeta acima de uma superfície mucosa e forma uma estrutura macroscópica, podem estar fixados por um pedúnculo (haste). Exemplo: pólipos intestinais.

Exceções: Tumores malignos terminados em *-oma* são os gliomas, linfomas e melanomas.

Como são dados os nomes dos tumores malignos? Para tumores de origem epitelial utilizamos o termo carcinoma. Para tumores de origem mesenquimal ou com origem em tecidos conjuntivos, utilizamos os termos sarcoma.

Tecidos epiteliais	Tecidos mesenquimais
Carcinomas	Sarcomas
Carcinoma gástrico	Osteossarcoma
Adenocarcinoma intestinal	Condrossarcoma
Carcinoma basocelular	Sarcoma de Ewing

Quadro 5.3

Tumores malignos possuem características próprias como elevada proliferação, indiferenciação, número elevado de mitoses e indiferenciação.

Anaplasia (pouca ou nenhuma formação) – Esse termo é utilizado para descrever o aspecto de células que perderam ou estão perdendo sua diferenciação. Devido à alta taxa de mitoses as células começam a ficar defeituosas e alteradas, de forma que algumas vezes não podemos relacioná-las aos tecidos a que pertencem.

Metástases

Metástases também são conhecidas como tumores secundários. São células ou fragmentos de tumores que disseminam e crescem a distância do tumor originário. Com frequência é um indicativo de mal prognóstico.

O quadro abaixo resume as principais diferenças entre tumores benignos e malignos.

ASPECTOS CLÍNICOS		
Comportamento	Benigno	Maligno
Crescimento	Lento	Rápido
ASPECTO MACROSCÓPICO		
Superfície externa	Lisa	Irregular
Cápsula	Presente	Não aparente
Cor	Uniforme	Variável
Metástases	Não	Sim
ASPECTO MICROSCÓPICO		
Diferenciação	Lembra o tecido de origem	Anaplasia, não lembra o tecido de origem
Ditoses	Poucas	Numerosas, frequentemente anormais
Núcleos	Tamanho e forma normais	Atípicos, pleomórficos e hipercromáticos

Quadro 5.4

Questões de múltipla escolha

01. Podemos afirmar que os principais genes responsáveis pelo processo de carcinogênese são:

a) Carcinogênese e oncogene.
b) Proto-oncogene e oncogene
c) Supressores de tumor e supressores de mitose
d) Oncogenes e supressores de tumor
e) Supressores de tumor e supressores tumorais

02. Uma paciente de 45 anos apresentou dor abdominal e foi submetida a uma ultrassonografia, que revelou uma massa atípica no ovário esquerdo, porém com contornos definidos. Após a biópsia, foi confirmado que se tratava de um tumor benigno chamado cistadenoma seroso, que é caracterizado por possuir células diferenciadas e baixo número mitótico. A paciente optou por uma cirurgia para remoção do tumor. Podemos concordar ou discordar deste diagnóstico, de acordo com o raciocínio abaixo. Assinale a alternativa correta:

a) Concordo com o diagnóstico, pois, macroscopicamente, o tumor apresentava massa com contornos definidos e a histologia mostrava células diferenciadas e baixo número mitótico

b) Não concordo com o diagnóstico, pois todos os tumores são malignos de alguma forma e as características macroscópicas e histológicas não fazem diferença.

c) Concordo com o diagnóstico, pois, macroscopicamente, o tumor apresentava massa com contornos definidos, apesar da histologia mostrar mitoses.

d) Concordo com o diagnóstico, pois, macroscopicamente, o tumor apresentava massa com contornos definidos e a histologia mostrava células indiferenciadas e baixo número mitótico.

e) Não concordo com o diagnóstico, pois os cistadenoma seroso são tipicamente malignos, apesar de apresentarem histologia contendo células indiferenciadas e baixo número mitótico.

03. Paciente recebe o laudo anatomopatológico do médico. Ele estava ansioso pois haviam encontrado um tumor na sua região abdominal. Abriu e leu o diagnóstico que descrevia que ele possuía um adenocarcinoma gástrico. Baseado no nome deste tumor identifique a alternativa que explica o significado do seu nome:

a) Adenocarcinomas são tumores malignos de origem epitelial com arranjo glandular.

b) Adenocarcinomas são tumores benignos de origem epitelial com formação polipoide.

c) Adenocarcinomas são tumores malignos de origem mesenquimal originados em tecidos mesenquimais gástricos.

d) Adenocarcinomas são tumores característicos de cavidade abdominal de origem epitelial.

e) Adenocarcinomas são tumores característicos de cavidade abdominal de origem mesenquimal.

04. Metaplasias são lesões benignas e essencialmente reversíveis, também chamadas de adaptações celulares. Apesar disso, podem estar associadas a um estado pré-cancerígeno porque:

a) Ela estimula a progressão celular e, em uma situação em que a célula se encontra mutada, pode ativar a promoção da célula transformada.

b) Ela estimula a atrofia celular e, em uma situação em que a célula se encontra mutada, pode ativar mecanismos apoptóticos.

c) Ela inibe a progressão celular e, em uma situação em que a célula se encontra mutada, pode inativar genes e com isso provocar o câncer.

d) É um mito a relação entre metaplasia e neoplasias, visto que são processos totalmente diferentes.

e) Somente as metaplasias escamosas, ou seja, aquelas que ocorrem no epitélio, podem ter associação com o câncer.

05. O ex-prefeito da cidade de São Paulo, Bruno Covas, recebeu alta após exames no Sírio-Libanês. Ele foi internado para investigar uma trombose venosa profunda (coágulos) na perna direita. Durante os exames para localizar os coágulos, médicos detectaram um adenocarcinoma na região da cárdia, região entre o esôfago e o estômago, com metástase no fígado. Entretanto, apesar disso, o tumor foi encontrado ainda em fase inicial e, apesar da metástase, não apresenta maior disseminação, disse o Dr. Artur Katz, diretor do Centro de Oncologia do Hospital Sírio-Libanês. Fonte: https://g1.globo.com/sp/sao-paulo/noticia/2020/07/01/bruno-covas-recebe-alta-apos-exames-no-sirio-libanes.ghtml

Com relação a tumores sabemos que são nomeados de acordo com algumas regras. Determine a veracidade das assertivas apresentadas:

I. O nome adenocarcinoma é referente a um tumor maligno (sufixo *-carcinoma*) de é origem glandular e/ou apresentar morfologia glandular (prefixo *adeno-*);

II. Todos os adenocarcinomas são malignos e têm localização gastrointestinal;

III. A presença de metástase não caracteriza malignidade, somente o termo carcinoma.

IV. Os termos maligno e benigno são expressões vagas quanto ao comportamento clínico do tumor.

a. V, V, V, V
b. V, V, F, V
c. V, F, F, V
d. V, F, V, V
e. V, F, F, F

06. O processo de transformação maligna resulta do acúmulo de alterações genéticas. Cada etapa no processo de carcinogênese contribui de forma diferente para a formação tumoral. Assinale a alternativa correta:

a) Toda agressão ao DNA leva à transformação celular em câncer, mas os genes supressores tumorais podem corrigir os defeitos ocorridos e impedir a fase de iniciação.

b) Estímulos que induzem a hiperplasia das células não podem agir como promotores da carcinogênese.

c) A célula iniciada pode dar origem a um tumor, visto que o dano no DNA em genes específicos é permanente e irreversível.

d) O mecanismo de ação dos agentes iniciadores é o estímulo da proliferação celular, que se torna descontrolada.

e) A instabilidade genômica é a característica mais relevante da fase de promoção tumoral, levando a mutações sucessivas.

07. A noção de que os tumores malignos surgem a partir de uma sequência prolongada de eventos encontra suporte em estudos epidemiológicos, experimentais e moleculares. Sendo assim, sabemos que os agentes promotores podem induzir divisão celular e, portanto, tumores nas células iniciadas. Assinale a alternativa correta quanto a substâncias com a capacidade de promover crescimento de tumores, seja este crescimento por iniciação ou promoção:

a) Tabaco, álcool e HPV.
b) Álcool, radiação ultravioleta e HIV.
c) Meningite, álcool e HPV.
d) Tabaco, verminoses e álcool.
e) Hormônios, medicamentos e calor.

08. Com a Pandemia global pelo COVID-19, medidas preventivas foram adotadas para a entrada de pessoas em estabelecimentos. O G1 noticiou em 30 de junho que "É #FAKE que termômetro digital infravermelho cause câncer e cegueira". A presidente da Sociedade Brasileira de Oftalmologia, Edna

Almodin, confirma a segurança do termômetro de testa: "Os termômetros usados no comércio não prejudicam a retina e não causam câncer".

Fonte: https://g1.globo.com/fato-ou-fake/coronavirus/noticia/2020/06/30/e-fake-que-termometro-digital-infravermelho-cause-cancer-e-cegueira.ghtml

Considerando a radiação ultravioleta, escolha a alternativa correta:

a) Os carcinomas de pele estão associados com exposição cumulativa à radiação ultravioleta.

b) A radiação ultravioleta não exerce influência nas lesões de pele.

c) A radiação ultravioleta não deve ser usada como ferramenta para o tratamento da pele, independente do protocolo.

d) A instabilidade genômica pode ser causada pela radiação UV, atuando na promoção do tumor.

e) Tumores de pele podem ter origem a partir de micoses e alergias.

---

09. Qual é o mecanismo de ação de genes supressores de tumor?

a) Destruir novos vasos formados na massa tumoral.
b) Estimular a mitose de células viáveis.
c) Impedir a apoptose.
d) Estimular a apoptose.
e) Modificar proteínas e lipídeos da membrana celular.

---

10. Assinale o nome do tumor que é considerado maligno:

a) Linfoma
b) Fibroblastoma
c) Carcinoma muscular
d) Lipoma
e) Leiomioma

Casos Clínicos

Caso Clínico 01. Paciente do sexo feminino, 58 anos, apresentou perda de peso inexplicada e fadiga persistente. Exames de imagem revelaram uma massa no pulmão direito. A biópsia do tecido revelou um tumor maligno caracterizado por anaplasia significativa. O diagnóstico foi de carcinoma de pequenas células do pulmão. A paciente foi submetida a quimioterapia e radioterapia, com plano de seguimento rigoroso para monitoramento de possíveis recidivas. O termo anaplasia é utilizado em casos de neoplasias malignas, mas o que é exatamente anaplasia e quais são os termos associados?

Caso Clínico 02. O professor Dr. Silva, durante uma aula de biologia, explicou em uma aula de Patologia que as neoplasias são processos em que as células se dividem desordenadamente. João, um aluno muito curioso, ficou com dúvidas quanto a essa afirmativa e perguntou: "Professor, então o senhor quer dizer que o mesmo mecanismo fisiológico que provoca a regeneração, pode também provocar tumores? Como você explicaria para o aluno a diferença entre proto-oncogenes e oncogenes?

Caso Clínico 03. Maria, uma estudante de biologia de 21 anos, está estudando Patologia e se depara com a análise do gene BRCA1, relacionado ao risco de câncer de mama. Durante seu estudo, Maria observa que a sequência de DNA do gene BRCA1 possui regiões codificantes e não codificantes. Maria ficou confusa sobre o significado e a diferença entre éxons e íntrons. Você pode explicar a ela qual é essa diferença?

Caso Clínico 04. Maria, uma mulher de 45 anos, sempre levou uma vida saudável, mas nos últimos anos, desenvolveu o hábito de fumar um maço de cigarros por dia. Recentemente, começou a sentir uma tosse persistente e, após exames, foi diagnosticada com carcinoma pulmonar. O oncologista explicou que o desenvolvimento do câncer em Maria passou por várias fases ao longo dos anos. Com base no caso de Maria, descreva as fases da carcinogênese e como cada fase contribui para o desenvolvimento do câncer.

Caso Clínico 05. O Dr. Almeida, um gastroenterologista renomado, estava realizando uma colonoscopia de rotina em dona Clara, uma paciente de 60 anos que se queixava de dores abdominais leves e alterações no hábito intestinal. Durante o procedimento, ele encontrou uma pequena massa na parede do cólon.

"Veja aqui, Dona Clara," explicou o Dr. Almeida, apontando para a imagem na tela. "Este é um pólipo! Embora a maioria dos pólipos seja benigna, ou seja, não cancerosa, alguns podem crescer e se transformar em tumores malignos se não forem removidos", disse o médico.

Dona Clara ficou preocupada, mas o Dr. Almeida a tranquilizou. "Vamos remover este pólipo agora mesmo e enviá-lo para biópsia. A maioria dos pólipos que encontramos são tumores benignos, mas é importante verificar para garantir sua saúde."

O que é um pólipo e onde ele pode ser encontrado com maior frequência?

Respostas das questões de múltipla escolha

01. Alternativa (d) Oncogenes e supressores de tumor. A resposta correta é a que menciona os genes supressores de tumor responsáveis por promover a apoptose e os oncogenes responsáveis por ativar a mitose.

02. Alternativa (a) Concordo com o diagnóstico, pois, macroscopicamente, o tumor apresentava massa com contornos definidos e a histologia mostrava células diferenciadas e baixo número mitótico. Os pesticidas quando utilizados em doses erradas representam um importante agente iniciador químico.

03. Alternativa (a) Adenocarcinomas são tumores malignos de origem epitelial com arranjo glandular. O diagnóstico está correto, pois tanto as características macroscópicas quanto as microscópicas são compatíveis com tumores benignos.

04. Alternativa (a) Ela estimula a progressão celular e, em uma situação em que a célula se encontra mutada, pode ativar a promoção da célula trans-

formada. O processo de metaplasia é definido como a substituição de um tipo celular por outros. Isto ocorre, pois genes envolvidos com a diferenciação celular são ativados. Assim, quando uma célula iniciada é estimulada a sofrer metaplasia, o risco de essa estimulação ativar a promoção da célula iniciada é muito grande.

05. Alternativa (c) V, F, F, V. Os adenocarcinomas podem ocorrer em vários locais, sendo este termo associado somente ao fato de ele ser maligno (carcinoma) e formação glandular. Metástases representam um dos critérios para se determinar grau de malignidade.

06. Alternativa (c) A célula iniciada pode dar origem a um tumor, visto que o dano no DNA em genes específicos é permanente e irreversível. As mutações envolvidas com o processo de carcinogênese desencadeiam ativação da célula iniciada podendo dar origem a um tumor, visto que o dano no DNA em genes específicos é permanente e irreversível. Dessa forma, a única forma de inibir este crescimento é eliminando estas células que formam o tumor.

07. Alternativa (a) Tabaco, álcool e HPV. Agentes como tabaco e álcool tem ação irritativa e provocam uma resposta inflamatória. Na tentativa de regenerar estas lesões provocadas por estes agentes, existe uma chance aumentada de promoção de células iniciadas. Alguns subtipos do vírus HPV tem a capacidade de inserir seu genoma no genoma do hospedeiro e provocar a divisão dessas células, por isso estão altamente associados com câncer de colo de útero.

08. Alternativa (a) Os carcinomas de pele estão associados com exposição cumulativa à radiação ultravioleta. A radiação ultravioleta pode ser responsável por mutações ao longo dos anos que podem provocar tumores de pele.

09. Alternativa (d) Estimular a apoptose. Os genes supressores de tumor têm papel importante em promover a apoptose e, assim, eliminar células com defeito.

10. Alternativa (a) Linfoma. Os linfomas são tumores que por definição já estão espalhados no sistema linfático e por isso, são exceção à regra de que tumores benignos terminam com o sufixo *-oma*.

Respostas dos Casos Clínicos

Caso Clínico 01. Este termo é utilizado para indicar que as células perderam sua diferenciação. Quanto mais anaplasias, maior o grau de indiferenciação das células e, portanto, maior o grau de malignidade do tumor. Os termos mais utilizados para descrever a anaplasia são núcleos hipercromáticos (com alta atividade) e núcleos pleomórficos (apresentando formatos diferentes).

Caso Clínico 02. Ambos os termos se referem a genes envolvidos na mitose, sendo que utilizamos o termo proto-oncogene quando estes estão em seu estado fisiológico e o termo oncogene quando estes mesmos genes estão mutados e sem controle.

Caso Clínico 03. Éxons são regiões, também chamadas de codificantes, que possuem informações referentes a partes da proteína, enquanto os íntrons tratam de regiões sem codificação.

Caso Clínico 04. A iniciação representa o momento em que a célula foi mutada por algum agente carcinogênico; a promoção representa a fase em que as células na tentativa de regenerar as lesões causadas pelo fumo iniciaram o processo de regeneração; e a progressão representa a fase em que o tecido da célula iniciada e promovida já está expresso em neoplasia e as alterações no genoma levam a elevada proliferação, elevada capacidade de invasão, elevada capacidade de produzir metástase e a alterações bioquímicas, que são manifestações clínicas de uma neoplasia maligna; geralmente é o momento em que o paciente é clinicamente diagnosticado.

Caso Clínico 05. Pólipo é uma massa que se projeta acima de uma superfície mucosa e forma uma estrutura macroscópica. Pode ser encontrado em cavidades como o intestino .

Capítulo 06

Inflamação aguda e crônica e capacidade proliferativa dos tecidos

Heder Frank Gianotto Estrela
Juliana Colucci de Almeida

O processo inflamatório e o subsequente reparo tecidual são mecanismos fundamentais na resposta do organismo a danos e agressões, desempenhando um papel crucial na manutenção da homeostase e na restauração da integridade tecidual. Compreender esses processos é essencial para os estudantes de graduação em cursos da área da saúde, pois eles são a base para o entendimento de uma ampla gama de condições patológicas.

A inflamação é uma resposta complexa do sistema imunológico a estímulos diversos, como infecções, lesões físicas, agentes químicos ou processos autoimunes. O processo inflamatório é caracterizado por uma série de eventos sequenciais, incluindo vasodilatação, aumento da permeabilidade vascular, migração de leucócitos e liberação de mediadores inflamatórios. Esses eventos visam limitar o dano tecidual, eliminar agentes agressores e promover a regeneração do tecido.

A primeira fase da inflamação, conhecida como fase aguda, é marcada por vasodilatação e aumento da permeabilidade vascular, mediados principalmente por histamina, prostaglandinas e citocinas. Isso resulta em edema, rubor, calor e dor na área afetada. Os leucócitos, incluindo neutrófilos e monócitos, são recrutados para o local da lesão, onde realizam fagocitose de microrganismos invasores e detritos celulares.

Concomitantemente, ocorre a liberação de mediadores, que atuam na resolução da inflamação, restaurando a homeostase tecidual. Se a inflamação persistir, pode ocorrer a transição para uma fase crônica, caracterizada pela presença prolongada de células inflamatórias, fibrose e remodelação tecidual.

O reparo tecidual é o processo pelo qual o organismo substitui o tecido danificado por tecido novo, restaurando assim a integridade estrutural e funcional. Envolve uma série de eventos coordenados, incluindo proliferação celular, deposição de matriz extracelular e angiogênese. As células envolvidas no reparo tecidual incluem fibroblastos, células endoteliais e outras.

O entendimento dos mecanismos do processo inflamatório e do reparo tecidual é essencial para o diagnóstico, tratamento e prognóstico de uma variedade de doenças, incluindo infecções, doenças autoimunes, lesões traumáticas e câncer. Além disso, a compreensão desses processos é fundamental para o desenvolvimento de novas terapias e intervenções médicas, que visam modular a resposta inflamatória e promover o reparo tecidual.

Questões de múltipla escolha

01. A inflamação é uma resposta tecidual a uma lesão, com objetivo de eliminar agentes invasores e promover o reparo do tecido. Qual das sentenças abaixo indica a ordem correta das etapas do processo inflamatório:

a) Reconhecimento do agente lesivo por macrófagos, células dendríticas e mastócitos – recrutamento de leucócitos atraídos quimiotaticamente por mediadores inflamatórios liberados – eliminação dos agentes invasores – resolução e reparo.

b) Eliminação dos agentes invasores – resolução e reparo – reconhecimento do agente lesivo por macrófagos, células dendríticas e mastócitos – recrutamento de leucócitos atraídos quimiotaticamente por mediadores inflamatórios liberados.

c) Recrutamento de leucócitos atraídos quimiotaticamente por mediadores inflamatórios liberados – eliminação dos agentes invasores –

resolução e reparo – reconhecimento do agente lesivo por macrófagos, células dendríticas e mastócitos.

d) Resolução e reparo – eliminação dos agentes invasores – reconhecimento do agente lesivo por macrófagos, células dendríticas e mastócitos – recrutamento de leucócitos atraídos quimiotaticamente por mediadores inflamatórios liberados.

e) Reconhecimento do agente lesivo por macrófagos, células dendríticas e mastócitos – resolução e reparo – recrutamento de leucócitos atraídos quimiotaticamente por mediadores inflamatórios liberados – eliminação dos agentes invasores.

---

02. Qual das seguintes séries de eventos descreve corretamente as etapas pelas quais os leucócitos chegam até o local da lesão durante o processo inflamatório?

a) Rolagem e pavimentação – adesão estável – marginação – diapedese.
b) Marginação – diapedese – rolagem e pavimentação – adesão estável.
c) Marginação – rolagem e pavimentação – adesão estável – diapedese.
d) Diapedese – rolagem e pavimentação – adesão estável – marginação.
e) Rolagem e pavimentação – diapedese – marginação – adesão estável.

---

03. Qual das sentenças abaixo cita adequadamente os cinco sinais cardinais de inflamação:

a) Tumor (edema), perda da função, cicatrização, granulação e exsudação.
b) Calor, tumor, exsudação, regeneração e quimiotaxia.
c) Rubor, calor, tumor, cicatrização e regeneração.
d) Perda da função, exsudação, cicatrização, quimiotaxia e eliminação.
e) Dor, rubor (vermelhidão), calor, tumor (edema) e perda da função.

04. A inflamação aguda é caracterizada por eventos vasculares e celulares. Assinale a alternativa que relaciona corretamente os eventos vasculares da inflamação com os sinais cardinais.

a) A vasoconstrição de arteríolas e a vasodilatação venosa causam estase vascular com dor e rubor no local.

b) A vasoconstrição reduz a permeabilidade vascular causando edema (tumor) e dor.

c) A vasoconstrição reduz o fluxo sanguíneo local causando perda da função.

d) A vasodilatação aumenta o fluxo sanguíneo local deixando a região avermelhada (rubor) e aquecida (calor).

e) A vasodilatação reduz o fluxo sanguíneo local causando dor.

05. As alterações vasculares, que ocorrem na inflamação aguda, alteram as pressões que regem o movimento de fluidos entre o compartimento intravascular e intersticial. Estas alterações promovem a formação do líquido inflamatório denominado exsudato. Qual das sentenças descreve adequadamente estas alterações formadoras de exsudato:

a) Aumento das pressões hidrostática e coloidosmótica do sangue.

b) Aumento da pressão hidrostática e redução da pressão coloidosmótica do sangue.

c) Redução das pressões hidrostática e coloidosmótica do sangue.

d) Redução da pressão hidrostática e aumento da pressão coloidosmótica do sangue.

e) Aumento da pressão hidrostática intersticial e redução da pressão coloidosmótica deste mesmo compartimento.

06. A resposta inflamatória é multimediada. Qual das sentenças abaixo inclui apenas mediadores químicos da inflamação:

a) Leucotrienos, citocinas e cortisol.
b) Prostaciclina, fator ativador plaquetário e fibroblastos.
c) Prostaglandina, bradicinina e histamina.
d) Óxido nítrico, interleucinas e células polimorfonucleares.
e) Tromboxano, eicosanoides e linfócitos.

07. Assinale a alternativa que relaciona corretamente o mediador inflamatório com o evento vascular ou sinal inflamatório:

a) Histamina reduz a permeabilidade vascular.
b) Tromboxano inibe a agregação plaquetária.
c) Leucotrienos são importantes broncodilatadores.
d) Bradicinina reduz a sensibilidade à dor.
e) Prostaglandinas promovem vasodilatação.

08. No processo inflamatório é esperado que ocorra ativação da cascata do ácido araquidônico e produção de eicosanoides. Qual das sentenças indica adequadamente o funcionamento desta cascata:

a) A enzima cicloxigenase catalisa a formação de prostaglandinas a partir do ácido araquidônico.
b) A enzima cicloxigenase catalisa a formação de leucotrienos a partir do ácido araquidônico.
c) A enzima fosfolipase A2 reduz a formação de prostaglandinas e tromboxanos.
d) A enzima fosfolipase A2 catalisa a formação de leucotrienos a partir do ácido araquidônico.
e) A enzima lipoxigenase catalisa a formação de tromboxanos a partir do ácido araquidônico.

09. Após a inflamação aguda, o que poderá acontecer com o tecido:

a) Espera-se que ocorra reparo por regeneração, que é a mesma coisa que cicatrização.
b) Espera-se que ocorra formação de abscesso, com acúmulo de exsudato seroso.
c) Espera-se que ocorra resolução, com reparo adequado do tecido e recuperação de suas funções normais.
d) Poderá ocorrer inflamação crônica, com muitos neutrófilos acumulados.
e) Poderá permanecer por meses ou até anos mantendo as características de uma inflamação aguda.

10. A presença de corpos estranhos, como sílica nos pulmões (silicose), pode desencadear processo inflamatório crônico. Quais as principais características de uma inflamação crônica:

a) Sempre é precedida por uma inflamação aguda.
b) Apresenta acúmulo de neutrófilos.
c) Apresenta acúmulo de macrófagos e linfócitos.
d) Não permite a deposição de tecido fibroso.
e) Apresenta dor, rubor, calor, tumor e perda da função.

11. O processo de reparo tecidual pode ocorrer por regeneração ou cicatrização. Sobre as características destes dois processos, bem como sua ocorrência, é correto afirmar:

a) Se houver destruição do parênquima hepático, ou seja, dos hepatócitos, e preservação do estroma, o fígado apenas poderá sofrer cicatrização.
b) Se houver destruição da matriz extracelular de um determinado tecido, este poderá sofrer cicatrização.
c) No processo de cicatrização haverá proliferação de células típicas do tecido, ou seja, do parênquima, estimuladas pelo processo de divisão celular.

d) No processo de regeneração haverá depósito de tecido conjuntivo e bastante fibrose no local da lesão.

e) Regeneração e cicatrização são termos sinônimos que indicam a perfeita recuperação do tecido lesionado para seu aspecto morfológico e fisiológico original.

---

12. João, um jovem cozinheiro, estava cortando carne quando se feriu acidentalmente com uma faca afiada. O corte não foi muito profundo e também não houve grande extensão lesionada, mas comprometeu a matriz extracelular. João limpou imediatamente o ferimento com água corrente e aplicou uma gaze esterilizada sobre a área afetada. Ele procurou cuidados médicos, onde o médico avaliou a ferida e decidiu que ela poderia ser fechada com facilidade, pois as bordas (ou margens) estão próximas. Qual é o processo de cicatrização que João está passando?

a) Cicatrização por segunda intenção.
b) Cicatrização por regeneração.
c) Cicatrização por contração de ferida.
d) Cicatrização por primeira intenção.
e) Haverá apenas regeneração do tecido lesionado.

---

13. Durante o processo de reparo tecidual, diversos fatores de crescimento desempenham papéis cruciais na regulação e modulação das etapas envolvidas na cicatrização de feridas. Qual dos seguintes fatores de crescimento é conhecido por estimular a angiogênese, a proliferação celular e a síntese de matriz extracelular durante o processo de cicatrização?

a) Fator de crescimento transformador beta (TGF-).
b) Fator de crescimento derivado de plaquetas (PDGF).
c) Fator de crescimento epidérmico (EGF).
d) Fator de crescimento fibroblástico básico (bFGF).
e) Fator de crescimento de queratinócitos (KGF).

14. O aumento da permeabilidade vascular e a neovascularização sub-retiniana estão entre as principais causas da perda visual nas doenças proliferativas da retina, como a degeneração macular, relacionada à idade e a retinopatia diabética. Alguns fatores de crescimento angiogênico, estresse oxidativo e adesão de leucócitos são os principais vilões destas complicações. Sobre estes eventos, pergunta-se: Qual dos fatores abaixo é o mais importante promotor de angiogênese e provavelmente envolvido diretamente nesta complicação:

a) TGF-beta.
b) Radical hidroxila.
c) Superóxido dismutase.
d) Fibroblastos.
e) VEGF.

15. Durante o processo de cicatrização, várias etapas são fundamentais para o reparo tecidual adequado. Uma dessas etapas é a formação do tecido de granulação. Qual das seguintes afirmações está correta sobre o tecido de granulação?

a) O tecido de granulação é caracterizado pela presença de novos vasos sanguíneos (neovasos) e células inflamatórias.

b) O tecido de granulação é predominantemente composto por células epiteliais que se multiplicam rapidamente para cobrir a ferida.

c) O tecido de granulação é rico em fibras de colágeno tipo III, que proporcionam resistência mecânica à ferida.

d) O tecido de granulação é formado durante a fase inflamatória do processo de cicatrização.

e) O tecido de granulação corresponde a formação de granuloma típico da inflamação crônica.

Casos Clínicos

Caso Clínico 01. João, um garoto de 18 anos, foi jogar futebol com amigos e, durante o jogo, ao tentar dominar a bola, torceu o joelho esquerdo. Ele relata sentir uma dor intensa no local e dificuldade de movimentação. No dia seguinte à lesão, João percebe que o joelho está quente ao toque, inchado e apresenta vermelhidão ao redor da articulação. Cite os cinco sinais cardinais da inflamação e descreva os eventos vasculares e celulares que ocorreram no joelho de João após a lesão durante o jogo de futebol. Explique também o papel dos mediadores químicos no desencadeamento e na modulação da resposta inflamatória aguda nesse contexto específico.

Caso Clínico 02. Ana, 18 anos, estudante do ensino médio, durante uma aula prática de química, sofreu uma queimadura na mão direita ao derramar ácido sulfúrico enquanto manuseava um béquer. Poucos minutos após o acidente, Ana percebeu que a região queimada ficou vermelha, inchada, muito dolorida e começou a secretar um líquido transparente. E após algumas horas, houve a formação de uma bolha. Preocupada, decide perfurá-la para aliviar a pressão e o desconforto. No entanto, ao perfurar a bolha, ela acidentalmente introduz bactérias piogênicas no local da lesão. No dia seguinte, Ana nota que o líquido claro se tornou purulento, com presença de pus. Explique as diferenças entre o exsudato seroso e o exsudato purulento, observados no caso de Ana. Descreva os eventos vasculares e a participação das pressões hidrostáticas e coloidosmóticas, que promovem a formação de exsudato inflamatório.

Caso Clínico 03. José, 70 anos, sexo masculino, aposentado, procurou atendimento médico devido a sintomas de tosse persistente, febre baixa, sudorese noturna e perda de peso inexplicada. Ele relata que os sintomas se iniciaram há cerca de três meses e têm piorado progressivamente. José possui histórico de tabagismo e mora em uma área com alta prevalência de tuberculose. Após a realização de exames complementares, José foi diagnosticado com tuberculose pulmonar. A análise histopatológica de uma amostra de tecido pulmonar revelou a presença de granulomas, característicos da inflamação causada pelo *Mycobacterium tuberculosis*. Esses granulomas são compostos por macrófagos ativados, linfócitos T, células epitelioides e células gigantes de Langhans, formando uma estrutura nodular encapsulada. Não foram observados rubor ou calor localizado. A inflamação apresentada por José é aguda ou crônica? Explique as diferenças entre inflamação aguda e crônica, utilizando o caso de José como exemplo. Descreva os eventos histopatológicos característicos da inflamação, observados nos granulomas presentes no tecido pulmonar de José.

Caso Clínico 04. Carolina, 25 anos, sexo feminino, estudante universitária, decidiu fazer uma tatuagem na região do ombro direito. Após o procedimento, notou que a área da tatuagem começou a ficar avermelhada, elevada e com prurido intenso. Com o passar do tempo, a lesão não cicatrizou adequadamente, cresceu progressivamente, formando uma grande massa cicatricial, que ultrapassou os limites da incisão original. Uma situação semelhante aconteceu com a mãe e a irmã de Carolina, mas ela pensou que não houvesse qualquer possibilidade de acontecer com ela também. Preocupada com o aumento contínuo da massa cicatricial, busca orientação médica, que após diagnóstico adequado, iniciou tratamento injeções locais de corticosteroides. O distúrbio de cicatrização ocorrido em Carolina possivelmente é um queloide ou uma cicatriz hipertrófica? Explique os mecanismos patológicos envolvidos na formação deste distúrbio de cicatrização utilizando o caso de Carolina como exemplo. Discuta a contribuição dos mediadores químicos, fatores de crescimento, problemas genéticos e metaloproteinases.

Respostas das questões de múltipla escolha

01. Alternativa (a) Reconhecimento do agente lesivo por macrófagos, células dendríticas e mastócitos – recrutamento de leucócitos atraídos quimiotaticamente por mediadores inflamatórios liberados – eliminação dos agentes invasores – resolução e reparo. Macrófagos, células dendríticas, mastócitos e outras possíveis células sentinelas presentes nos tecidos reconhecem a presença de agentes lesivos ou invasores, liberam mediadores inflamatórios, que ativam os eventos celulares e vasculares, promovendo quimiotaxia e recrutando leucócitos para o local lesionado. Os leucócitos que chegam fagocitam microrganismos invasores e células mortas. Primeiramente chegam os neutrófilos e posteriormente macrófagos. Em seguida mediadores inflamatórios e fatores de crescimento promoverão a resolução da inflamação e reparo do tecido por cicatrização ou regeneração, dependendo do tecido e da lesão.

02. Alternativa (c) Marginação – rolagem e pavimentação – adesão estável – diapedese. A migração dos leucócitos para o local da lesão envolve várias etapas. Inicialmente, os leucócitos se aproximam do endotélio vascular (marginação), posteriormente interagem com elementos do endotélio e rolam ao longo da parede do vaso sanguíneo (rolagem), em seguida, eles se ligam firmemente à parede do vaso (adesão). Por fim, os leucócitos fazem diapedese e são atraídos quimiotaticamente pelos mediadores químicos liberados no local da lesão, onde podem exercer suas funções efetoras, como a fagocitose de microrganismos invasores ou a remoção de detritos celulares.

03. Alternativa (e) Dor, rubor (vermelhidão), calor, tumor (edema) e perda da função. Os cinco sinais cardinais de inflamação são rubor (vermelhidão), calor e tumor (edema) causados pela vasodilatação local, dor e perda da função.

04. Alternativa (d) A vasodilatação aumenta o fluxo sanguíneo local deixando a região avermelhada (rubor) e aquecida (calor). Os eventos vasculares consistem na vasodilatação e aumento da permeabilidade vascular, deixando a região avermelhada (rubor) e edemaciada (tumor). É importante lembrar que estes eventos facilitam a chegada de leucócitos no local lesionado.

05. Alternativa (b) Aumento da pressão hidrostática e redução da pressão coloidosmótica do sangue. A vasodilatação aumenta o fluxo sanguíneo local e consequentemente a Pressão Hidrostática do sangue (PHS), promovendo deslocamento de fluido para o interstício. O aumento da permeabilidade vascular facilita o deslocamento de albumina para o interstício, reduzindo a quantidade de albumina na extremidade venosa da microcirculação do tecido lesionado, e consequentemente reduz a pressão coloidosmótica do sangue (PCOS). O aumento da PHS e a redução da PCOS causa acúmulo de líquido no interstício e edema (tumor).

06. Alternativa (c) Prostaglandina, bradicinina e histamina. Esta é a única alternativa que contém apenas mediadores químicos da inflamação, as demais sentenças iniciam com dois mediadores corretos, porém o terceiro elemento não é mediador inflamatório.

07. Alternativa (e) Prostaglandinas promovem vasodilatação. Prostaglandinas promovem vasodilatação, aumentando o fluxo sanguíneo local, causando rubor e calor.

08. Alternativa (a) A enzima cicloxigenase catalisa a formação de prostaglandinas a partir do ácido araquidônico. A enzima fosfolipase A2 catalisa a formação de ácido araquidônico, a partir de fosfolipídeos de membrana. A partir do ácido araquidônico a enzima lipoxigenase promove a formação de leucotrienos e a enzima cicloxigenase (COX) promove a formação de prostaglandinas e tromboxanos.

09. Alternativa (c) Espera-se que ocorra resolução, com reparo adequado do tecido e recuperação de suas funções normais. Com a remoção dos estímulos nocivos, espera-se que ocorra resolução do processo inflamatório, com remoção dos mediadores e células típicas da inflamação aguda, substituição das células lesadas e recuperação das funções normais do tecido.

10. Alternativa (c) Apresenta acúmulo de macrófagos e linfócitos. A inflamação crônica é caracterizada pelo acúmulo de células mononucleares como macrófagos e linfócitos. Neutrófilos são células típica da inflamação aguda.

11. Alternativa (b) Se houver destruição da matriz extracelular de um determinado tecido, este poderá sofrer cicatrização. No processo de reparo tecidual, se houver comprometimento da matriz extracelular, o tecido apenas poderá sofrer cicatrização, com depósito de tecido conjuntivo e fibrose no local. Porém, se a matriz extracelular estiver preservada, o tecido poderá passar por regeneração, com recuperação das células do parênquima, que foram danificadas pela lesão.

12. Alternativa (d) Cicatrização por primeira intenção. A cicatrização por primeira intenção, também conhecida como cicatrização primária, ocorre quando as bordas da ferida estão próximas uma da outra e podem ser diretamente suturadas ou fechadas com adesivos. Este processo resulta em uma cicatrização mais rápida e com menor formação de tecido cicatricial em comparação com a cicatrização por segunda intenção, que é caracterizada pela cura de uma ferida aberta sem suturas.

13. Alternativa (b) Fator de crescimento derivado de plaquetas (PDGF). O fator de crescimento derivado de plaquetas (PDGF) é um dos principais fatores de crescimento envolvidos na regulação do processo de cicatrização. Ele estimula a migração e proliferação de células musculares lisas, fibroblastos e células endoteliais, promovendo assim a angiogênese, a síntese de matriz extracelular e a formação de tecido de granulação durante a cicatrização de feridas. Os outros fatores de crescimento listados também desempenham papéis importantes na cicatrização de feridas, mas o PDGF é especialmente conhecido por sua atividade na regulação da angiogênese e proliferação celular durante o processo de reparo tecidual.

14. Alternativa (e) VEGF. O fator de crescimento mais importante e diretamente envolvido nestas complicações é o fator de crescimento endotelial vascular (VEGF), também conhecido como Vascular Endothelial Growth Factor, em inglês. Este fator de crescimento desempenha um papel crucial no estímulo à formação de novos vasos sanguíneos (neovascularização), aumentando assim a permeabilidade vascular e contribuindo para a perda visual nestas condições.

15. Alternativa (a) O tecido de granulação é caracterizado pela presença de novos vasos sanguíneos (neovasos) e células inflamatórias. O tecido de granulação é uma etapa essencial do processo de cicatrização e é caracterizado pela proliferação de fibroblastos, angiogênese (formação de novos vasos sanguíneos) e infiltração de células inflamatórias, como macrófagos e leucócitos. Este tecido é responsável por preencher o espaço da ferida e fornecer uma base para a formação de tecido cicatricial.

Respostas dos Casos Clínicos

Caso Clínico 01. Os cinco sinais cardinais da inflamação são: dor, rubor, calor, tumor e perda da função. Após a lesão no joelho de João durante o jogo de futebol, ocorre uma resposta inflamatória aguda, caracterizada por eventos vasculares e celulares. Citocinas pró-inflamatórias são secretadas por células do sistema imunológico, ativadas em resposta à lesão tecidual. Haverá produção e liberação local de prostaglandinas, prostaciclina, bradicinina, histamina e outros mediadores. Estes mediadores citados induzem a vasodilatação e aumento da permeabilidade vascular, resultando em rubor, calor e edema no joelho afetado. É importante também destacar, que estes mediadores aumentam a sensibilidade de nocirreceptores na região inflamada, resultado em dor intensa da região. Os neutrófilos são recrutados para o local da lesão, através da quimiotaxia induzida por esses mediadores químicos, onde realizam a fagocitose de *debris* celulares e agentes patogênicos. Algumas horas após, macrófagos também serão recrutados e em 48 horas serão as células inflamatórias mais numerosas no local.

Caso Clínico 02. O exsudato seroso é uma resposta inflamatória caracterizada pela formação de líquido claro, composto principalmente por fluido extravascular e proteínas plasmáticas, resultante do aumento da permeabilidade vascular. Já o exsudato purulento é uma resposta inflamatória mais grave, caracterizada pela presença de pus, que é composto por neutrófilos mortos, *debris* celulares e bactérias. Ambos os tipos de exsudatos apresentam maior conteúdo proteico do que o transudato, porém, no exsudato purulento o conteúdo proteico e a densidade são bem maiores do que no exsudato seroso. É importante lembrar que bactérias piogênicas, como estafilococos, são bactérias formadoras de pus.

A vasodilatação, estimulada pelo processo inflamatório, aumenta a pressão hidrostática do sangue no local da lesão. O aumento da permeabilidade vascular facilita o extravasamento de albumina e outras proteínas plasmáticas para o interstício, resultando em redução local da pressão coloidosmótica do sangue. Portanto, o aumento local da pressão hidrostática do sangue e a redução da pressão coloidosmótica promovem a formação de exsudato. É importante lembrar que a pressão coloidosmótica do sangue é a pressão que a albumina exerce no interior dos vasos sanguíneos, causando retenção de conteúdo hídrico dentro do vaso ou promovendo deslocamento de fluido do interstício para dentro dele. Sua diminuição irá prejudicar no deslocamento de fluido para dentro e, portanto, causará edema. A pressão hidrostática do sangue tende a deslocar fluido para fora do vaso e seu aumento facilitará a formação de edema.

Caso Clínico 03. Trata-se de uma inflamação crônica. A inflamação aguda é uma resposta rápida e transitória do sistema imunológico a estímulos nocivos, caracterizada por eventos como vasodilatação, aumento da permeabilidade vascular, migração de leucócitos para o local da lesão e formação de exsudato. Por outro lado, a inflamação crônica é uma resposta de longa duração, que ocorre quando o agente agressor não é eliminado e o processo inflamatório persiste por semanas, meses ou até anos. No caso de José, a presença de granulomas epitelioides e células gigantes de Langhans no tecido pulmonar indica uma resposta inflamatória crônica, característica da infecção por *Mycobacterium tuberculosis*. Esses granulomas são estruturas nodulares encapsuladas formadas por uma variedade de células do sistema imunológico, incluindo macrófagos ativados, linfócitos T e células epitelioides. A formação desses granulomas é uma tentativa do organismo de conter e controlar a infecção, mas também pode levar à necrose caseosa e fibrose, contribuindo para a progressão da doença.

Caso Clínico 04. Trata-se de queloide, caracterizado por **proliferação fibroblástica e excessiva deposição extracelular de colágeno**, que ultrapassa os limites da incisão original. Já a cicatriz hipertrófica é uma lesão discretamente elevada que não cresce além dos limites da lesão e tende a aplainar espontaneamente em 1 a 2 anos. A presença de fibroblastos hiperativos e deposição excessiva de matriz extracelular são observados na região do queloide. A produção aumentada de fatores de crescimento, como o fator de crescimento transformador beta (TGF-), contribuem para a proliferação celular e síntese exagerada de colágeno. Carolina possui uma predisposição genética para o desenvolvimento de queloides, sugerindo uma herança genética. A regulação defeituosa das metaloproteínases, enzimas responsáveis pela degradação da matriz extracelular, pode contribuir para a persistência do excesso de colágeno e matriz no local da lesão.

Capítulo 07

Distúrbios Hemodinâmicos

Danila Torres Leite
Rodrigo Alessandro Riemma Vela

Todas as células precisam de nutrientes e oxigênio para permanecerem vivas, e precisam que os seus metabólitos residuais sejam eliminados. É a circulação sanguínea a responsável por essas funções. Em uma situação fisiológica , pequena quantidade de fluido extravasa do leito capilar para o tecido, levando consigo os nutrientes necessários para nutrição tecidual, e esse fluido retorna para o volume de sangue circulante sem que haja acúmulo no interstício. Esse movimento de fluidos se dá pela contraposição entra as pressões hidrostática e coloidosmótica do capilar e do tecido, somada à capacidade de drenagem do capilar linfático.

Porém existem situações nas quais esse equilíbrio é comprometido, de forma que se observa edema tecidual, como por exemplo nas obstruções linfáticas por neoplasias, no aumento de pressão hidrostática capilar pela insuficiência cardíaca congestiva ou na redução de pressão coloidosmótica e pela redução da síntese hepática de proteínas plasmáticas. O edema tecidual pode ser localizado ou generalizado e de acordo com a sua extensão e localização, pode ter consequências menos ou mais graves para o indivíduo.

Uma vez que a circulação sanguínea é primordial para a nossa sobrevivência, tanto distúrbios hemorrágicos quanto coagulativos representam riscos para o ser humano. A hemorragia pode acontecer por rexe ou diapedese e compreende o extravasamento de sangue do leito vascular para uma cavidade, meio externo ou para o interstício extravascular. A resposta fisiológica deflagra a hemostasia, que tem por objetivo minimizar a perda sanguínea e restaurar a integridade do leito vascular lesionado. Contudo, na inviabilidade de resposta hemostática, a perda de sangue pode ser maciça e ter como evolução a hipotensão, choque e óbito.

A coagulação exacerbada e inadequada origina a formação de trombos, que progressivamente levam à oclusão do leito vascular e consequente isquemia. O acometimento mais frequente é a trombose venosa profunda, porém pode ocorrer também nas coronárias sobre ateromas rompidos (provocando o infarto agudo do miocárdio).

Os trombos podem sofrer fragmentação e originar massas móveis na corrente sanguínea, os tromboêmbolos, que causam obstrução do leito vascular seguida de isquemia. Tromboêmbolos formados em membros inferiores frequentemente acarretam tromboembolia pulmonar. A embolia pode ocorrer como evolução desfavorável da trombose venosa profunda, mas também pode ser totalmente independente desta, como a embolia gordurosa (em fraturas de ossos longos, lipoaspiração), gasosa (despressurização no mergulho) e de líquido amniótico (gestante no trabalho de parto). As manifestações clínicas dependem de quais tecidos foram acometidos pela obstrução e isquemia. Os principais afetados são o sistema nervoso central e respiratório.

Uma vez que o coração é o responsável pela ejeção do sangue, o que promove seu movimento por todo sistema vascular, o bloqueio da perfusão coronariana por um trombo, êmbolo, ou mesmo vasoespasmo, traz consequências locais e sistêmicas. A isquemia do miocárdio tem como manifestações clínicas clássicas a dor precordial intensa, com irradiação para pescoço, mandíbula e braço esquerdo. Náuseas e suor intenso são comuns. No entanto, também pode ser assintomática, sobretudo em indivíduo idosos e diabéticos, devido à neuropatia. O diagnóstico rápido é essencial, para permitir a contenção do dano. Ao diagnóstico clínico se somam o eletrocardiograma e a dosagem de biomarcadores específicos, que são acompanhados para verificar a evolução do infarto.

O choque circulatório é caracterizado pela presença de perfusão tecidual insuficiente, que acarreta no desequilíbrio entre a oferta e consumo de oxigênio, além do acúmulo de metabólitos celulares. Com base em aspectos etiológicos e fisiopatológicos, o choque pode ser classificado como choque hipovolêmico, cardiogênico, distributivo e obstrutivo.

Questões de múltipla escolha

01. Indivíduos portadores de insuficiência hepática avançada apresentam edema generalizado. Qual o principal fator responsável pela formação desse edema?

a) Obstrução dos capilares linfáticos.
b) Redução da síntese de albumina pelo fígado.
c) Aumento das transaminases hepáticas.
d) Redução da pressão hidrostática nos capilares.
e) Aumento da permeabilidade capilar.

02. O aumento da pressão hidrostática nos capilares faz parte da fisiopatologia do edema. Em qual das alternativas abaixo temos uma situação característica deste processo?

a) Um ciclista que durante uma competição, ao sofrer uma queda, apresenta uma entorse de tornozelo.

b) Uma vendedora, que ao ser diagnosticada com câncer, teve sua mama esquerda e os linfonodos axilares cirurgicamente removidos.

c) Uma cozinheira, que apesar ter se aposentado por idade, trabalha 12 horas sofrendo com dores nas varizes.

d) Uma influenciadora digital, que ao buscar um estilo de vida saudável, consome regularmente chás diuréticos.

e) Um trabalhador rural, que ao participar de uma campanha de saúde municipal, foi identificado portador de filariose.

03. Uma hemorragia pode se manifestar com diferentes características e consequências clínicas. O sangue extravasado dos vasos pode alcançar o exterior do corpo, acumular-se no interior de cavidades ou dentro de um tecido. Quando ela ocorre dessa última forma, é denominada como:

a) Hemotórax
b) Hematoma
c) Hemopericárdio
d) Hemoperitônio
e) Hemartrose

---

04. Quais são os três elementos-chave na patogênese da trombose venosa profunda?

a) Hipóxia tecidual, aumento do fluxo sanguíneo e leucopenia.
b) Plaquetopenia, vasodilatação e estase sanguínea.
c) Aumento da permeabilidade vascular, exsudação e lesão endotelial.
d) Imobilidade, transudação e plaquetopenia.
e) Lesão endotelial, estase sanguínea e aumento da coagulação.

---

05. O risco para desenvolver trombose venosa profunda é reduzido para indivíduos que apresentam qual condição?

a) Aterosclerose
b) Anemia falciforme
c) Hipertensão arterial
d) Hemofilia
e) Diabetes mellitus

---

06. Diversos fatores interferem na evolução do quadro clínico do paciente que apresenta trombose venosa profunda (TVP). Sobre as complicações graves decorrentes da TVP, qual é a mais provável?

a) Tromboembolia pulmonar
b) Embolia gordurosa
c) Aterosclerose

d) Acidente vascular isquêmico
e) Acidente vascular hemorrágico

---

07. A apresentação repentina de taquipneia, dispneia, taquicardia, dor torácica, agitação, dificuldade de raciocínio e alterações no estado de consciência em um indivíduo que, no dia anterior, sofreu fratura de fêmur e aguarda cirurgia, é sugestivo de qual processo patológico?

a) Inflamação crônica
b) Inflamação aguda
c) Embolia gordurosa
d) Trombose venosa profunda
e) Dor neuropática

---

08. Considere a fisiopatologia do infarto do miocárdio típico. Leia os eventos numerados:

1. Agregação plaquetária ao centro lipídico e coagulação.
2. Formação do trombo e obstrução da luz vascular.
3. Rompimento da placa aterosclerótica.

Qual alternativa mostra a sequência cronológica dos eventos?

a) 1, 3, 2.
b) 2, 1, 3.
c) 1, 2, 3.
d) 3, 2, 1.
e) 3, 1, 2.

09. Para o auxílio ao diagnóstico de um infarto do miocárdio são feitas dosagens de biomarcadores. Qual alternativa cita os principais biomarcadores para o diagnóstico de infarto agudo do miocárdio?

a) Creatinina e uremia.
b) CK-MB e troponinas.
c) Dímero-D e mioglobina.
d) Proteína C e creatinina
e) Albumina e dímero-D.

10. No miocárdio após um infarto não letal observa-se:

a) Inflamação aguda com remoção dos corpos apoptóticos musculares e formação de tecido de granulação para a cicatrização.
b) Inflamação aguda com fagocitose dos restos celulares necrosados e hiperplasia celular para a regeneração.
c) Inflamação aguda com remoção dos corpos apoptóticos musculares e formação de tecido de granulação para a regeneração.
d) Inflamação aguda com fagocitose dos restos celulares necrosados e formação de tecido de granulação para a cicatrização.
e) Inflamação crônica com fagocitose dos restos celulares necrosados e formação de granuloma para a cicatrização.

11. Entre as ocorrências de choque circulatório, é a mais comum e resulta da redução do volume sanguíneo circulante. Trata-se do choque:

a) Distributivo
b) Hipovolêmico
c) Cardiogênico
d) Eletrogênico
e) Obstrutivo

12. No choque distributivo observa-se grande vasodilatação periférica global, que resulta na redução da pressão de preenchimento capilar e má perfusão tecidual. Assinale a alternativa que cita corretamente uma situação clínica que origina esse tipo de choque:

a) Reação anafilática após picada de abelha.
b) Tamponamento cardíaco
c) Infarto agudo do miocárdio
d) Tromboembolismo pulmonar
e) Doenças valvares

Casos Clínicos

Caso Clínico 01. Um indivíduo do sexo masculino, 48 anos, comerciante, residente em uma área endêmica de filariose. Com queixas de dor e inchaço progressivo na perna esquerda, procurou atendimento médico. Relatou que a febre baixa esporádica, a dor na perna e o inchaço iniciaram 5 meses antes. Negou outras comorbidades. Durante o exame físico, notou-se um inchaço em toda a extensão da perna esquerda, com destaque para o tornozelo e o pé. A pele apresentava uma coloração levemente vermelha e estava quente. Não existiam indícios visíveis de infecção na pele. Além disso, o sistema linfático apresentava-se perceptível ao toque e dolorido quando pressionado. A suspeita clínica foi filariose linfática, a qual posteriormente foi comprovada em exames laboratoriais. Considere o caso descrito e explique o mecanismo fisiopatológico responsável pelo edema na perna desse indivíduo.

Caso Clínico 02. Uma senhora de 63 anos, com antecedentes de hipertensão e obesidade, não tabagista, procura o serviço de emergência relatando um episódio repentino de dispneia severa e dor torácica. Ela descreve uma dor súbita e intensa no peito enquanto descansava em sua residência, que foi seguida por dificuldades respiratórias e sensação de quase desmaio. Não existem relatos de viagens longas, procedimentos cirúrgicos recentes ou lesões traumáticas. No exame clínico, a paciente apresenta-se agitada, com respiração acelerada e baixa oxigenação, além de frequência cardíaca elevada. A ausculta pulmonar indica redução dos sons respiratórios normais e há presença de ruídos que sugerem estertores nas bases pulmonares. Suspeitando-se de uma embolia pulmonar aguda, são requisitados exames adicionais, como gasometria arterial, eletrocardiograma, dosagem de dímero-D e tomografia computadorizada do tórax com angiografia pulmonar. O nível elevado de dímero-D reforça a suspeita inicial de embolia pulmonar. Os resultados da tomografia computadorizada confirmam o diagnóstico de embolia pulmonar aguda bilateral, com a presença de vários êmbolos. Sobre esse caso, explique quais as possíveis evoluções da embolia pulmonar, decorrente da obstrução de artérias pulmonares de acordo com o tamanho dos êmbolos.

Caso Clínico 03. Uma mulher de 27 anos, sem histórico médico significativo, procura o atendimento de emergência com queixa de dor e inchaço súbitos na perna direita, após realizar viagem de ônibus com duração de 32 horas. Nega qualquer trauma local. Relata tabagismo há 10 anos e uso de contraceptivo hormonal há 3 meses. No exame físico, é observado edema e aumento de temperatura na perna direita com sensibilidade à palpação ao longo do curso venoso. Diante da suspeita de trombose venosa profunda (TVP), são solicitados exames adicionais, incluindo ultrassonografia Doppler venosa e testes de coagulação sanguínea, que confirmam o diagnóstico. Identifique os fatores de risco para TVP presentes no caso descrito e explique como se relacionam com o desenvolvimento da doença.

Caso Clínico 04. Uma mulher de 31 anos que recentemente passou por uma cirurgia plástica de lipoaspiração no abdômen e coxas, em que cerca de 2 litros de gordura foram extraídos, apresentou-se com queixas de dispneia aguda, dor no peito severa e alterações no estado mental, 24 horas após o procedimento. Exames físicos revelaram respiração acelerada, batimentos cardíacos rápidos, coloração azulada da pele e sons respiratórios reduzidos nas bases dos pulmões. Exames laboratoriais e de imagem confirmaram o diagnóstico de embolia gordurosa. Explique a fisiopatologia da embolia gordurosa no caso descrito e relacione com as manifestações clínicas.

Caso Clínico 05. Um homem de 44 anos procurou o serviço de emergência com queixa de dor torácica em pontada, com irradiação para o braço esquerdo e mandíbula. Apresentava pulso rápido e fraco, dispneia e diaforese. Ao passar pela triagem, foi rapidamente encaminhado para a realização de eletrocardiograma e coleta sanguínea para dosagem de biomarcadores para confirmar o diagnóstico de infarto agudo do miocárdio. Explique a utilização de biomarcadores na investigação do infarto agudo do miocárdio.

Respostas das questões de múltipla escolha

01. Alternativa (b) Redução da síntese de albumina plasmática. A albumina, sintetizada pelo fígado, representa a proteína mais abundante no plasma sanguíneo. Comprometimentos graves do fígado provocam redução nos seus níveis plasmáticos e, com isso, a redução da pressão osmótica do sangue. Isso resulta em uma menor capacidade de manter a água dentro dos vasos sanguíneos, gerando extravasamento de líquido pobre em proteínas para os tecidos adjacentes, que provoca acúmulo de transudato no interstício.

02. Alternativa (c) Uma cozinheira, que apesar ter se aposentado por idade, trabalha 12 horas sofrendo com dores nas varizes. A pressão hidrostática vascular e a pressão coloidosmótica produzida pelas proteínas plasmáticas controlam o movimento de fluido entre os espaços vascular e intersticial como forças opostas. Nesse caso, o aumento da pressão venosa nas veias varicosas promove a maior saída de líquido para os tecidos adjacentes, o que resulta no edema.

03. Alternativa (b) Hematoma. O hematoma surge como consequência do acúmulo de sangue no espaço entre os tecidos após um episódio de hemorragia.

04. Alternativa (e) Lesão endotelial, estase sanguínea e aumento da coagulação. Esses são os elementos da tríade de Virchow, descrita pelo patologista alemão Rudolf Virchow em 1856, que explica os três principais fatores de risco que contribuem para a formação de trombos.

05. Alternativa (d) Hemofilia. A trombose venosa profunda se desenvolve a partir da coexistência de três fatores simultâneos: lesão endotelial, aumento da coagulabilidade e estase sanguínea. Dessa forma, o menor risco de desenvolver essa doença seria para indivíduos portadores de hemofilia, pois, por apresentarem redução nos fatores VIII ou IX da coagulação, tem comprometimento da hemostasia que prejudica ou impede a coagulação sanguínea, apresentando, então, tendência hemorrágica.

06. Alternativa (a) Tromboembolia pulmonar. Quando um trombo originado em veias dos membros inferiores sofre ruptura, dele se originam êmbolos denominados tromboêmbolos, que alcançam a circulação sanguínea e, pelo retorno venoso, chegam ao coração. Ao entrar na pequena circulação, esses tromboêmbolos obstruem o fluxo de sangue pulmonar, provocando assim a tromboembolia pulmonar, provável evolução desfavorável da trombose venosa profunda.

07. Alternativa (c) Embolia gordurosa. Na fratura de ossos longos ocorre o rompimento de estruturas vasculares dentro dos ossos e, devido ao esmagamento da medula óssea, partículas microscópicas de gordura são liberadas na corrente sanguínea. Essas partículas se tornam êmbolos gordurosos, que na circulação podem obstruir o fluxo sanguíneo nos pulmões e no sistema nervoso central, resultando nas manifestações clínicas. Se não manejadas, podem evoluir ao estado de coma e morte.

08. Alternativa (e) 3, 1, 2. A ocorrência do infarto agudo do miocárdio pode se dar por alguns mecanismos fisiopatológicos, entre eles: o rompimento da placa aterosclerótica, seguido da agregação plaquetária ao centro lipídico e coagulação, que resulta na formação do trombo e obstrução da luz vascular.

09. Alternativa (b) CK-MB e troponinas. As elevações desses biomarcadores indicam dano ao músculo cardíaco. A CK-MB se eleva a partir de algumas horas após o dano e retorna ao normal dentro de 48-72h. As troponinas são altamente específicas e se elevam em 2-3 horas, com pico em aproximadamente 24h após o dano.

10. Alternativa (d) Inflamação aguda com fagocitose dos restos celulares necrosados e formação de tecido de granulação para a cicatrização. O infarto consiste em morte celular por necrose isquêmica. Quando o infarto do miocárdio não é um evento letal ao indivíduo, a área tecidual que sofreu o dano desenvolverá processo inflamatório agudo em decorrência da necrose e, então, reparo por cicatrização.

11. Alternativa (b) Hipovolêmico. A causa mais comum é a hemorragia interna ou externa, na qual observa-se preda de eritrócitos e de plasma. Isso resulta na queda da pressão hidrostática sanguínea e queda na pressão de enchimento capilar.

12. Alternativa (a) Reação anafilática após picada de abelha. O choque anafilático faz parte dos choques distributivos, pois a histamina (liberada maciçamente na reação alérgica grave) provoca vasodilatação intensa e aumento da permeabilidade vascular.

Respostas dos Casos Clínicos

Caso Clínico 01. Na ausência de doença, a saída de fluido gerada pela pressão hidrostática nas arteríolas da microcirculação é contrabalançada pela entrada de fluido na extremidade venular, em razão da pressão coloidosmótica um pouco mais alta. Assim, ocorre apenas uma mínima transferência de líquido para o espaço intersticial, sendo este posteriormente absorvido pelos vasos linfáticos. Na presença de infecção parasitária (como a filariose da questão) observa-se obstrução dos capilares linfáticos pelos parasitas, e com isso a disfunção do sistema linfático, que compromete a reabsorção de fluidos dos espaços intersticiais, acarretando o acúmulo de fluido no interstício, caracterizando assim o edema.

Caso Clínico 02. A obstrução das artérias pulmonares pode resultar em dois efeitos significativos, que dependem do calibre da artéria obstruída: aumento da pressão arterial pulmonar devido ao impedimento do fluxo sanguíneo e, possivelmente, espasmos vasculares desencadeados por mecanismo neurogênico; e isquemia do tecido pulmonar que é normalmente suprido pela artéria bloqueada. O bloqueio de uma artéria principal pode causar um súbito aumento da pressão pulmonar, diminuição do volume de sangue bombeado pelo coração, insuficiência cardíaca do lado direito e, em alguns casos, morte súbita. No entanto, quando a oclusão ocorre em artérias de pequeno calibre, as consequências são geralmente menos graves e podem não apresentar sintomas evidentes.

Caso Clínico 03. No caso descrito, são fatores de risco para a TVP: (I) imobilidade pelo longo tempo de viagem (alterações no fluxo sanguíneo), (II) tabagismo (provoca lesão endotelial) e (III) contraceptivo hormonal (aumenta a coagulação sanguínea). Esses três elementos fazem parte da fisiopatologia da TVP.

Caso Clínico 04. No procedimento de lipoaspiração, há lesão dos vasos sanguíneos e capilares adjacentes ao tecido adiposo, de forma que a manipulação do tecido adiposo pode levar à entrada de gotículas de gordura na corrente sanguínea, que se tornam êmbolos gordurosos. Esses êmbolos provocam obstrução do leito vascular, que desencadeia inflamação local, resposta inflamatória sistêmica e isquemia tecidual. No sistema nervoso central observa-se como consequência sintomas neurológicos como confusão e sonolência. No sistema respiratório, dor, falta de ar, dispneia, baixa oxigenação.

Caso Clínico 05. A análise laboratorial para o infarto do miocárdio (IM) é realizada quantificando as macromoléculas no sangue que se difundem pelas membranas das células danificadas pela necrose das células do miocárdio, e que por essa razão são consideradas biomarcadores para o IM. Esses biomarcadores abrangem a mioglobina, as troponinas cardíacas T e I (TnT e TnI), a creatina quinase (CK, particularmente a forma CK-MB do miocárdio) e a lactato desidrogenase. As troponinas, e em menor extensão a CK-MB, apresentam alta especificidade e sensibilidade para danos no miocárdio.

Bibliografia

BRASILEIRO FILHO, Geraldo. *Bogliolo patologia*. 10. ed. Rio de Janeiro: Guanabara Koogan, 2021.

KUMAR Vinay, ABBAS Abul K., Jon C. *Robbins patologia básica*. 10. ed. Rio de Janeiro: Elsevier, 2018.

MINISTÉRIO DA SAÚDE. *Envelhecimento saudável: acompanhamento em todas as fases da vida*. 2022. Disponível em: https://www.gov.br/saude/pt-br/assuntos/noticias/2022/outubro/envelhecimento-saudavel-acompanhamento-em-todas--as-fases-da-vida#:~:text=A%20promo%C3%A7%C3%A3o%20do%20envelhecimento%20saud%C3%A1vel,80%2C1%20anos%20para%20mulheres. Publicado em 04/10/2022, 11h05. Atualizado em 03/11/2022, 15h08.